新潮新書

アンデシュ・ハンセン
Anders Hansen

マッツ・ヴェンブラード
Mats Wänblad

久山葉子［訳］

メンタル脳

JN047538

1024

新潮社

Depphjärnan för unga by Anders Hansen and Mats Wänblad
Copyright © Anders Hansen & Mats Wänblad, 2022
Published by arrangement with Salomonsson Agency, Stockholm
through Tuttle-Mori Agency, Inc., Tokyo.

日本の読者の皆さんへ

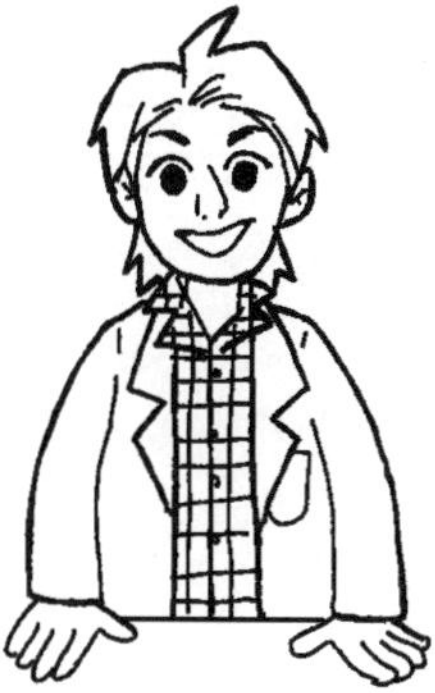

これほど快適な暮らしができるようになったのに、なぜ精神状態を悪くしている人が多いのだろう——精神科医として私はずっと考えてきました。そのことを徹底的に調べてやろうと思って書き上げたのが『ストレス脳』（新潮新書、２０２２）という本です。その本では、車で言うとボンネットを開けるようにして脳を調べ、心のメカニズムをのぞき、人間の心身がどのように機能するのかを説明しました。メンタルに一番大切なものは何なのか、どんな罠が存在するのか、といったことです。

『ストレス脳』では多くの人からうれしい感想をもらったので、出版社の編集者から「ティーンエージャー向けの本も書きませんか？」と打診されました。世界的にも今、10代のメンタルは「かつてないほど悪い」とも言われています。スウェーデンではここ20年、不眠で受診する10代の若者が10倍に増えていますから、今の社会で確実に必要とされている内容です。

10代向けの本は、これまでにも『最強脳』（『運動脳』のジュニア版）、『脱スマホ脳かんたんマニュアル』（『スマホ脳』のジュニア版）を児童文学作家マッツ・ヴェンブラードの力を借りて執筆しています。今回もそのようにして『ストレス脳』のティーンエージャー版に当たる『メンタル脳』を書き上げました。

書こうと思ったのは自分が10代の頃に読みたかった本です。人生で一番、自分自身や感情について知っておきたい年代があるとしたら、それは10代だからです。この本では脳という素晴らしい器官を主役に、感情とはいったい何なのかを説明していきます。不安になった時、悲しくなった時、うれしくて興奮した時、脳の中では何が起きているのでしょうか。脳や身体は運動や睡眠によってどんな影響を受けるのか。そして、なぜスマホから手を離すのがそんなに難しいのかといったことを取り上げます。

あれをしろ、これをしろと言うつもりはなく、脳に興味を持ってもらえたらと考えています。ですからこの本が、もっと脳のことを理解したい、そして人生の色々な面を変えたいと思えるような本に仕上がったことを本当にうれしく思っています。スウェーデンでは4000の学校でこの本が配られ、「この本を読んでメンタルを優先するようになりました」という感想をよくもらいます。そのたびにこの本を書いて良かったと思います。

日本でも私の著書は『スマホ脳』をはじめとして、驚くほど多くの人に読んでもらえました。それはテーマが世界共通だからでしょう。スマホもメンタルも、どう付き合うかは世界中の人たちが毎日苦労している問題なのです。この本が日本でも良い効果を生み、多くの若者が自分の脳について学んでくれることを心から願うとともに、本を読んだ人たちがもっと運動をし、睡眠を大切にし、スマホに使う時間を減らしたいと思えるようになればうれしいです。成績のためだけでなく、メンタルも身体も元気でいるためにできることなのですから。

2023年　よく晴れた9月某日

アンデシュ・ハンセン

はじめに——人は「いつも幸せ」でいられるだろうか

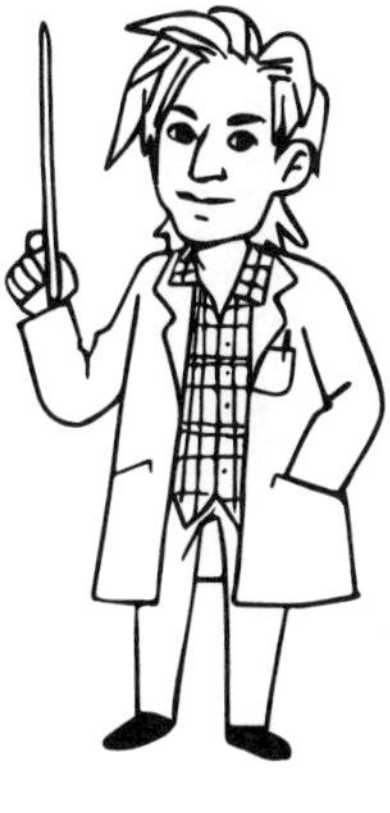

私たちの脳の中では1日のうちに何百種類という感情が生まれています。日々のちょっとしたものなら、バスが遅れてイラっとしたり、探していた鍵がポケットから見つかってほっとしたりといったことでしょう。激しいものだと恋をしたり、絶望的な気分になったりというのもあるかもしれません。

「感情なんてない方が人生楽なのに……」そう思うこともあると思います。つらい感情は特にそうです。ですが落ち込まない人、不安を感じない人というのはいません。「ちょっと怖いな」と思う予定を前にして緊張することもあるでしょう。では、どうすればいつも必ず幸せな気持ちでいられるのでしょうか。

結論から言うと、それは無理です。ハッピーで明るい感情しかなかったら、人類はもうずっと前に絶滅しています。そうしたら、私やあなたが生まれることもありませんでした。

脳には他の何よりも重要な任務があり、それは「あなたを生かしておくこと」です。1日中楽しく笑っていられるとか、サッカーのワールドカップで優勝するとか、ノーベル化学賞を受賞するとかではありません。脳はどんな犠牲を払ってでも、とにかくあなたに生きのびてほしい——そこで感情が重要になってきます。なぜなら脳にとって、感情こそがその人のメンタルを左右し、行動に移させるための手段だからです。

そろそろ休憩した方が良いと脳が判断すると、「疲れた」と感じます。エネルギーが足りなくなると「お腹が空いた」と思うでしょうし、失敗しそうな時に「恥ずかしい」と感じるような細やかな感情もあります。そして脳が「これは危険な状況だ」と判断すると、パニックを起こしかねない激しいストレスや恐怖を感じます。

現代では、そこで問題が起きることがあります。というのも、脳が進化したのは今とはまったく違う世界だからです。脳は今でも自分たちはサバンナで狩猟《しゅりょう》採集《さいしゅう》民《みん》として暮らしていると思っていて、危険や何かが起きる可能性に激しく反応してしまいます。人間の歴史のほとんどの期間そうだったので、脳は今でも「昔のままの世界にいる」と勘ちがいしているのです。

この本では「なぜ人間には感情があるのか」「感情があるせいで何が起きるのか」を説明していきますが、「うまく人生を歩んでいくために、どのように脳をサポートすればよいか」も書いておきます。メンタルを安定させたくても、感情によってひどくつらい思いをすることもあります。しかし感情は危険なものではありません。その点を理解すると、自分の気持ちをもう少しコントロール出来るようになります。

少なくとも、今までよりは自分の感情が怖くなくなります。

この本を読めば必ず幸せになれるとは約束出来ません。それは何を「幸せ」とするかにもよるからです。ですが自分自身のこと、そして自分のメンタルを理解出来るようになるのは保証します。たった1冊本を読んでそれなら、悪くないのではないでしょうか。

メンタル脳　目次

第1章　なぜ私たちは生きているのか

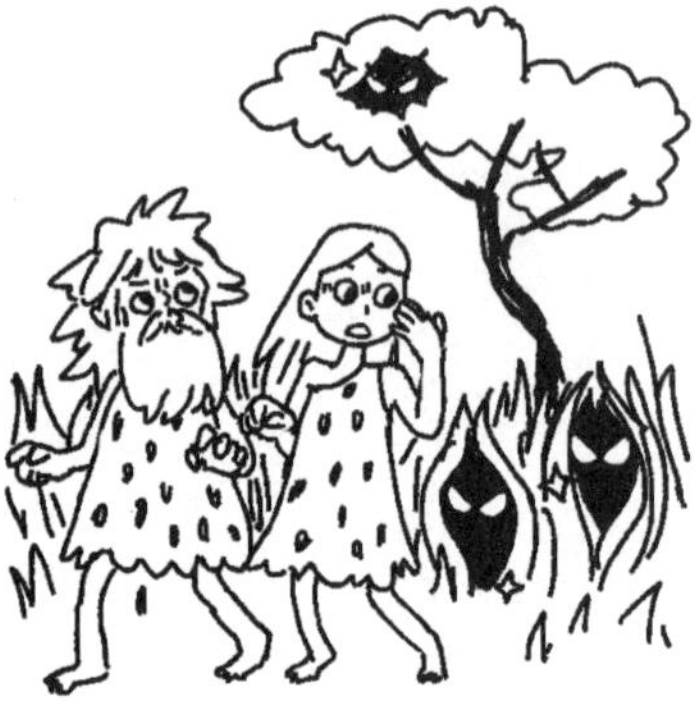

みんな「私」につながっている

自分が今生きているのがどれだけすごい偶然か考えたことはありますか？　こうならない可能性はいくらでもあったのです。例えばひいおじいちゃんが、ひいおばあちゃんの乗る電車に乗り遅れて２人が出会わなかったら――そうしたら私も生まれていませんでした。

私たちが今こうやって生きているのはそんな偶然の積み重ねだけではありません。祖先全員に重要な共通点があったからです。それは全員が「生きのびた」こと、つまり自分の子供を持つまで生きていたことです。幼いうちに病気で死んだり、10代になったとたんに事故で死んだりすることなく、大人になり子供が生まれた――それが何世代、何百世代と続いた結果なのです。

生きのびられたということは、その人たち全員が生きのびるための「正しい行動」を取ってきたはずです。それに、生きのびるためにほんの少し有利になる遺伝子も持っていたのでしょう。

もちろん多少は運もあったはずです。村が別の部族に襲撃された日、たまたま森の奥でブルーベリーを採っていたのかもしれません。ですが人間という種全体の統計で言うと、「ある遺伝的要素」が生きのびる可能性を高めてきました。

生きのびられる人とは?

ある遺伝的要素が生きのびる可能性を高めるなら、最終的には全員が同じ遺伝子を持っていることにならないでしょうか――それ以外の遺伝子を持つ人は死に絶えてしまったはずですから。しかしそうはなっていません。そこには理由がいくつかあります。

どんな動物や植物でも、ゲノム（遺伝子）に「突然変異」と呼ばれる偶発的な変化が常に起きています。突然変異というのはＤＮＡ（遺伝子を構成するデオキシリボ核酸）がまったく同じようにコピーされないことで起きますが、たいていの場合は変異といってもごくわずかで、特に影響はありません。変異はデメリットになるものがほとんどですが、ごくまれに、わずかにメリットになることがあります。すると、そのメリットが高い可能性で次の世代に受け継がれるのです。

もう１つ大きな理由としては、人間という種が１００人から１５０人のグループで狩猟採集民として暮らすために進化したことです。つい数千年前まで、人間はずっとそんな暮らしをしてきました。そしてメンバーそれぞれに異なった「特徴」がある方が、グループとして生きのびられる可能性が高かったのでしょう。

特徴というのは「身体の違い」や「強さの違い」、「賢さの違い」として表れるだけではなく、「どんな態度を取るか」「どんな性格なのか」もその人の大きな特徴です。

グループには冒険心の強い人も必要だったし、よく考えて慎重に行動する人もいなければなりませんでした。仲間内で争わない方が良いから、仲を取り持つのが得意な人、全員を率いるリーダーシップのある人がいることも重要だったはずです。

それぞれが違った特徴を持っている方がグループが柔軟《フレキシブル》になり、環境の変化に適応しやすくなります。どんな状況になっても、その時に必要とされることが得意な人がいればグループ全体が助かるからです。

人間の脳はそうやってグループで暮らしていた時代からたいして変化をしていませんが、世界の方は大きく変わってしまいました。ただ、今でも変わらないのは

「グループ（社会）には色々な種類の人が必要」だという点です。もちろんそこにはあなたも含まれます。

飢えて死ぬか、チャレンジして死ぬか

何千年も前、サバンナにエヴァという名前の若い女性が暮らしていました。エヴァは何日も前から何も食べていなかったのですが、今、木の上によく熟れた果物を見つけました。口の中で唾がわき、木へと近寄ります。しかし近づいてみると、果物は意外と高いところに実っているし、枝はかなり細くて折れそうです。

そこでエヴァは「木に登る危険性」と「手に入れられるもの」を比べなければいけません。高いところで実っている果物を手に入れられれば、やっと空腹を満たせる――しかし成功する確率はどのくらいでしょうか。一方で、木から落ちて脚や首を折ってしまうリスクはどのくらいある？　折れたのが脚でも首でも人生は終わっ

たも同然で、子供を残すこともないでしょう。
エヴァがどちらに決めるかは次の３つにかかっています。１つ目はどのくらい切羽詰まっているか。どうせ飢えて死んでしまうならチャレンジしてみた方が良いでしょう。２つ目はエヴァにどのくらい経験と知識があるか。３つ目は性格、つまり怖がりなのかチャレンジ精神が旺盛《おうせい》なのかです。

２つ目と３つ目は遺伝子の影響が強く表れます。新しいことを学ぶのが得意で、その知識を別の状況にも活かせるタイプなら、生きのびるために正しい選択をする可能性が高いでしょう。しかし極端に怖がりだと消極的になり、飢え死にしてしまいます。またチャレンジ精神が旺盛過ぎても、考えなしに危険を冒して、やはり長生きは出来ないでしょう。

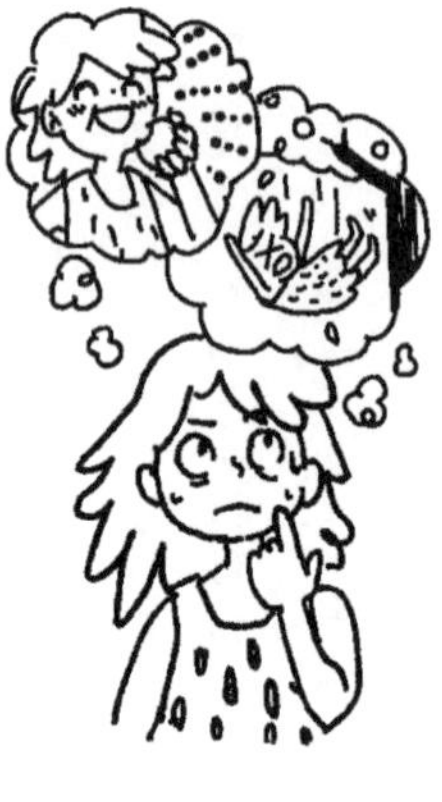

エヴァは1人目の子供を産む前に何度もこのような選択を迫られたはずです。毎回、そこにはエヴァの命だけでなく子孫全員の存在がかかっていたのです。

半数が若くして死ぬ世界

狩猟採集民の人生は大変でした。いや、「大変」では表現が軽過ぎます。「地獄だった」と言う方が正しいでしょう。子供の半数が10代になる前に死んでいたのです。ほとんどは生まれた時か幼いうちにウイルスや細菌に感染したせいです。しかも大人になっても危険はさらに続きます。病気、飢え、水不足、さらには動物に襲われたり、事故に遭ったり、誰かに殺されたりすることもありました。

人間は歴史の99・9％の時間をそのように生きてきました。大事なことなのでもう1度書きます。人間の歴史の99・9％の時間、2人に1人が10代になる前に死に、その理由は感染症、出血多量、事故、飢え、脱水症状や殺人でした。私たちの脳がそういった種類の危険に強く反応するよう進化したのも無理はありません。今でも病気をうつされたくないから病気の人には近寄らないようにするし、目の前にカロリーたっぷりの食べ物があればいくらでも食べてしまいます。草むらでちょっと何かが動いただけでびくりとしてしまうのは——危険な動物が隠れているかもしれないと思うからです。独りぼっちになるのも嫌いで、群れの中にいられるように全力を尽くします。サバンナでは群れで暮らすのが1番安全で、独りになったら死んだも同然だったからです。

実感がないかもしれませんが、私たちも全員、元は狩猟採集民です。しかし世界がすっかり変わってしまって、今は命に関わる危険といえばタバコや車の運転、ソファに座りっぱなしで過ごすといったことですが、それに対して危険を感じる本能は持っていません。人間が進化した世界には存在しなかった種類の危険だからです。

脳は命が最優先

つまり私たちの身体や脳は生きのびて子孫を残すために進化したのです。気分良く幸せに暮らすためではありません。そうだったら良かったのですが、何より命が優先です。死んでしまったら元も子もないのですから、脳にとってはそのような優先順位になります。

そのため脳はあらゆる危険を遠ざけようとします。私たちを守り、安全な状態にいさせたいのです。どうやってそれをするかというと「感情」を使います。しかしそこでハッピーな感情や心地良い感情は使いません。恐怖や不安を使うのです。

崖のふちに近づいたら「ちょっと怖いな」と思うでしょう。その不安がどんどん強くなり、最後には怖くて足がすくみます。それで正解なのです。脳が生きのびるために正しい選択をさせようとしている、つまり崖から引き返すように働きかけているのですから。引き返すとほっとして、「安心」という感情のごほうびをもらえます。よかった、これで今回も生きのびられました。

つまり感情というのは、脳が私たちを生かしておくために使う道具なのです。そのため、生きのびられるようなことをすると気持ちの良い感情がわくのです。例えば群れに属しているのは良いことなので、友人と会うとうれしくなったり、好きな料理の香りを嗅ぐとお腹が空いたりするのです。

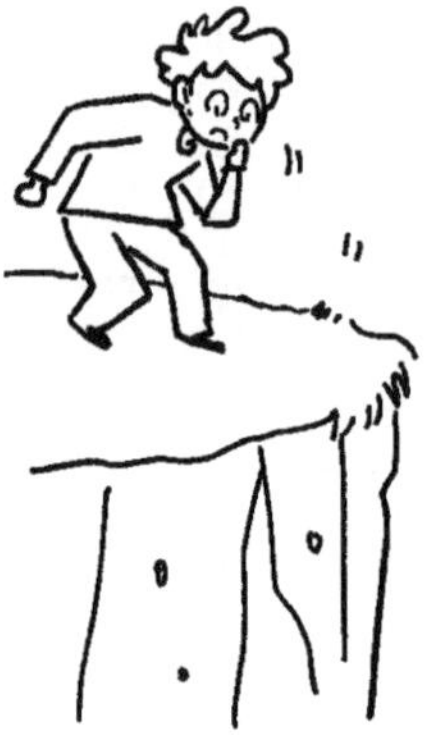

しかし何よりも危険を避けることが最優先、人間はそうやって生きのびてきたのです。

【コラム】「強い」のと「適応できる」のとどちらが生きのびるのか？

進化というのは、子供を持つまで生きていた人の特徴が受け継がれ、種全体が次第にそのように変化していくことです。進化の話になると、よく「Survival of the fittest」という表現が出てきます。昔はそれが強者生存、「1番強い人が生きのびる」と考えられていました。英語のfitという形容詞にはいくつか違った意味があり、フィットネスという言葉のように「強い」とか「よく身体を鍛えた」という意味もあれば、フィットする、つまり「よく合う」「適応する」という意味もあります。実際、進化においては適者生存といって、「1番適応する人」が生きのびてきました。

自分がいる環境に最も適した特徴を持っていると生きのびられる可能性

が高く、遺伝子を子孫に伝えられます。それは必ずしも1番筋肉があって強い人というわけではなかったのです。

この章のポイント

・人類の歴史のうち99・９％の時間では、半数が10代になる前に死んだ。
・私たちはそんな世界で、数百世代にわたって「正しい選択」をしてきた先祖の子孫である。
・人間の脳は私たちを生きのびさせるために進化してきた。感情はそのための「道具」。

第2章　なぜ感情があるのか

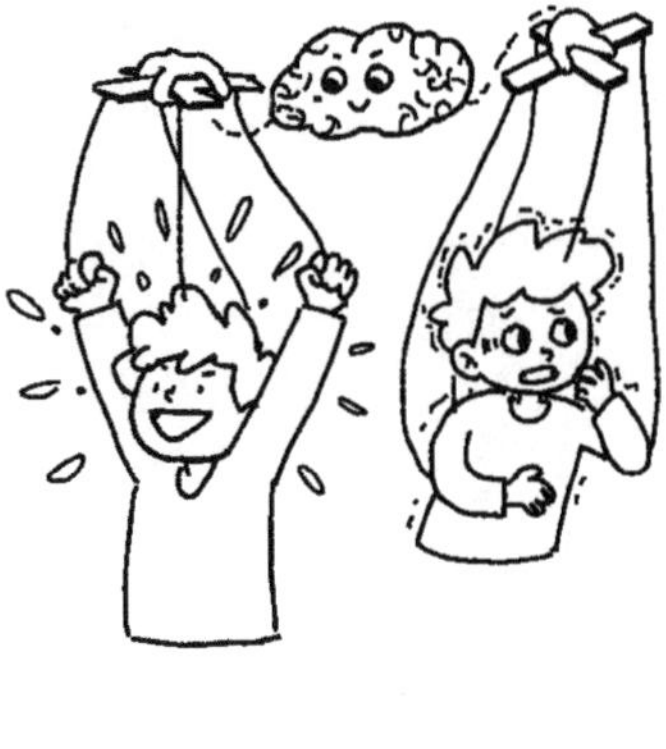

脳が感情をつくる

自分が脳になったとしましょう。頭蓋骨というブラックボックスに閉じ込められた状態で本体をコントロールしなければならない、とにかく本体を生きのびさせなければいけないとしたら、どうすればいいでしょうか。

まずは知覚を使って周囲の情報を集めるでしょう。目、耳、口、鼻からの電気シグナルを映像や音、味、匂いに変えます。肌の感覚細胞から伝わる温度、感触なども重要な情報です。平衡感覚が、身体が今どういう体勢か——立っているのか、座

っているのか、横になっているのか、あるいは「倒れそうなくらい斜めになってい
て危ない」のか――を教えてくれます。身体の内部からは脈や呼吸といったシグナ
ルも伝わってきます。

しかしそれだけではありません。脳の中にこれまでの記憶や経験も溜め込まれて
います。本体はひょっとすると前にも似たような経験をしているかもしれません。
知っておくにこしたことはない情報です。

その上で本体をどのようにコントロールすればよいか。1番良いのは、周りで起
きていること（知覚による情報）と身体の中の情報（心臓のリズムや血糖値）を、
これまでの経験（記憶）と組み合わせること。そこから、正しい行動に出るような
感情をつくるのです。

【コラム】感情はどこにある？

側頭葉の奥深くに、脳の中でも最高の機能を持つ「島皮質《とうひしつ》」があります。そしてここが「外界からの情報」と「身体の中から受け取る情報」が出合う場所だと考えられています。外と中の世界が溶け合い、感情が生まれるのです。

感情というのは「自分の周りで起きていることへの反応」だと思うかもしれませんが、そうではありません。すでに説明した通り、感情は周囲の情報と身体の中の情報を、脳が「説明」し、「まとめ」たものです。感情が生まれる場所があるとしたら、各情報が溶け合う島皮質なのです。

自分の行動を決めているもの

サバンナに暮らすエヴァを生きのびさせるために、脳はどんなことをしたのかを見てみましょう。

木に登るかどうかを決めるのはエヴァの脳です。メリットとデメリット、成功の可能性と危険性を比べ、どんな感情をわかせるかを決めます。得られるものが大きく、危険は小さいと脳が判断すれば、エヴァは勇気がわいてきて「自分は強い」と感じるでしょう。逆に危険の方が大きいと判断すると恐怖がわき、「自分などちっぽけで弱い存在だ」と感じます。エヴァが木に登る前に脳が正しい判断をしたことを願いましょう。

「直感で選ぶ」わけ

人生というのは選択の連続です。どの学校を選ぶか、恋人と別れるかどうかといった重要な選択もあれば、トイレットペーパーをどこで破るかなど気づかないほど小さな選択もあります。また、選択していることはわかっていても、なぜそちらを選んだのかを脳が教えてくれない場合もあります。

パーティーに着ていくドレスを買いに行って、気に入ったものが2着あったとしましょう。脳はそれを着てパーティーに行くとどんな感じになるか素早くシミュレーションします。その2着はあなたが論理的に考えて選んだものですが、どちらにするかは感情があなたの背中を押すのです。

よく「直感で選んだ」と言いますが、理由を説明することはできなくても、「絶対にこっちじゃなきゃだめだ」と感じることがあります。なぜ脳がそうさせるかというと、命に直接関わらないようなことで（ドレス選びが命に関わるほど重要だと感じられることもありますが）迷いに迷ってしまわないようにです。

有名な実験で、脳の障害で感情をつくれなくなった男性の前にペンを2本置き、どちらか1本選ぶように指示したというものがあります。その男性はどうしても選ぶことが出来ませんでした。論理的に「どちらがよい」とは決められない時は感情が決めてくれているのです。

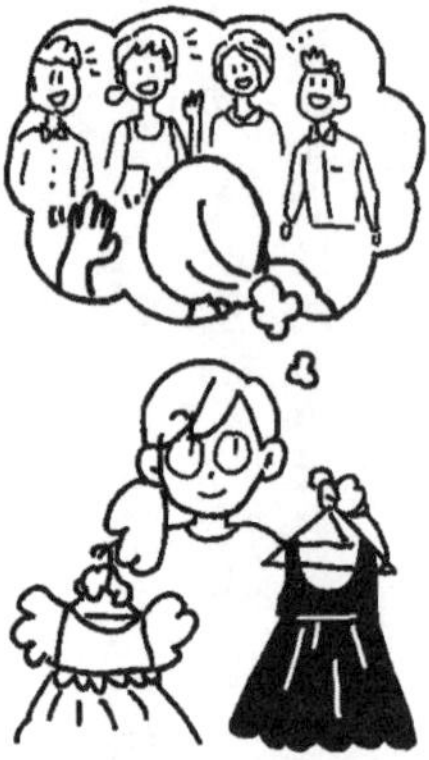

このように取るに足らない選択は直感に頼って素早くすませ、重要な決定の際にはメリットとデメリットを比較し、論理的によく考えて選択しているのです。

【コラム】感情は感染する

理性に訴えるよりも、感情に訴えかける広告の方が効果的なものです。おそらく普段から最後は感情に決めさせることに慣れているからでしょう。

歯みがき粉のＣＭで、テーブルの上にチューブが置かれ「虫歯予防に優れた効果があります」「世界中の歯科医院で推奨されています」という音声が流れたら、買いたくなるでしょうか。あまりなりませんね。ですが、とんでもなく可愛い仔猫がテーブルに上がって、歯みがき粉のチューブをつついて倒したりすると……もうダメです。次にスーパーに行ったらその商品を買ってしまうでしょう。しかも買う時にはなぜほしくなったのかは忘れているかもしれません。これは「感情が感染した」せいです。猫と歯みがき粉は何の関係もないのに、仔猫がくれる心地良い感情が歯みがき粉に乗り移ってしまったのです。

繊細さん（HSP）

とりわけ感情に影響されやすい人がいます。そういう人たちは知覚のボリュームが常に最大になった状態で過ごしています。そのせいで周りの情報を何もかも吸収してしまいますし、感情をなかなか切り替えられず、処理するのにも時間がかかります。最近では、そういう人たちはＨＳＰ（ハイリー・センシティブ・パーソン）と呼ばれます。

あなたがＨＳＰなら、きっと他の人の感情を読むことが得意でしょう。それはどんなグループにおいても必要とされる能力です。しかしＨＳＰの人は相手と同じように感じられてしまうという特徴も持っています。おかげで他人を理解でき、他人が何を必要としているかがわかるのですが、自分の感情だけでも精一杯なのに、他人の感情まで背負いこむことになるのでとても疲れてしまいます。

ＨＳＰの人はまた、雰囲気を察したり、何かがおかしいと気づいたりすることにも驚異的なほどの才能があります。一方で何かが起きると過剰に反応したり、誰も気づかないような小さい点にこだわったりすることもあるのです。サプライズをされるとうれしいというよりはしんどいですし、ストレスが長く続くと激しく反応してしまうことが何度もあり、自分も周りの人も困ってしまうことになります。しかし心がとても豊かです。世界を強く鮮やかに感じ取るので、外界からの刺激をそれほど必要としません。

「自分もそうだ」と感じましたか？　そういう人は少なくありません。「部分的には当てはまる」と思う人はさらに多いでしょう。ＨＳＰは病気ではなく性格的な傾向です。誰しも繊細なところがありますが、繊細さの度合いが人によっても違うのです。

あなたがＨＳＰなら感受性が豊かだということです。スーパーパワーと言ってもいいかもしれません。ただ、それが重荷になることもあります。

集中力には限界がある

人間は1度に1つのことにしか集中出来ません。また、集中している時は1度に1つのことしか考えられません。それが人間の集中力の限界です。周りの環境が常に同じなら問題ありませんが、世の中そういうわけにはいきません。色々なことが起きますし、変化しますし、刺激があなたの集中に押し入ってきて邪魔をします。そこで脳は賢い方法を生み出しました――誰もがよく知る方法です。

自分が大企業の社長で、緊急に解決しなければいけない問題があるとします。目の前にはその問題に関する書類がいっぱい詰まったファイルが15冊もありますが、

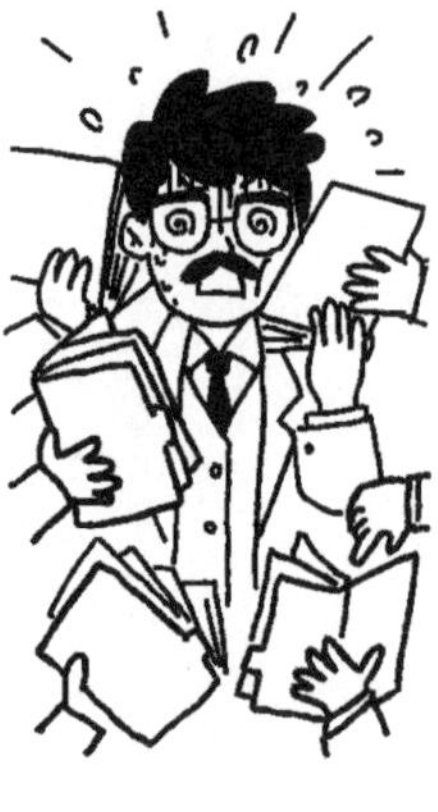

すべてに目を通す時間はありません。そこであなたは部下に「書類を読み込んで、私にどうしてほしいのかを簡単にまとめてください」と指示します。感情というのはそんな「まとめ」のような存在で、私たちを行動に出させるためのものなのです。

この章のポイント

・脳は私たちをコントロールするために「感情」を使う。
・怖かったり勇気が出たりするのは、脳が私たちを「生きのびさせる」ためにしていること。
・私たちの集中力には限界がある。だから脳がいくつもの情報を「まとめ」てくれている。

第3章　なぜ不安を感じるのか

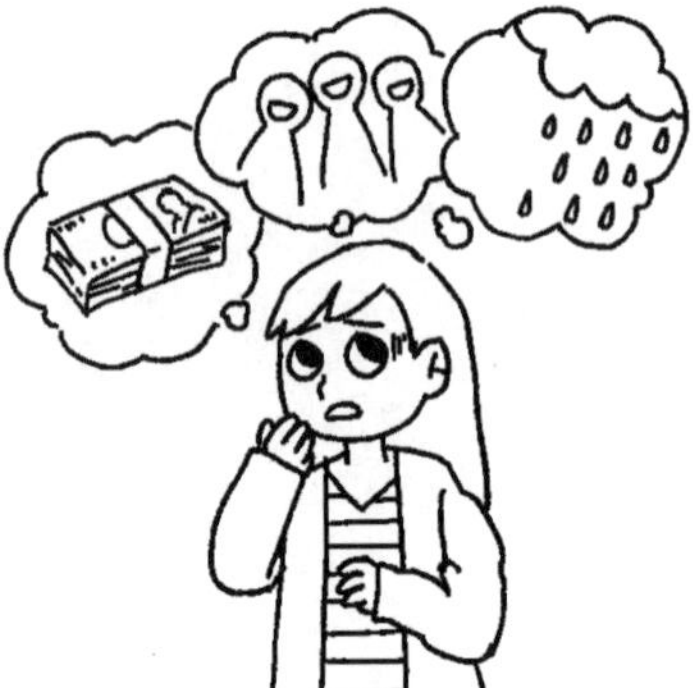

幸せな時間は過ぎてしまうもの

どうせ感情がわくなら、ハッピーで幸せな気持ちばかりわいて暮らすわけにはいかないのでしょうか。しかし人間はそんな風には出来ていません。幸福感——つまり気分が良い状態は終わりがくるようになっています。

サバンナで狩猟採集民として暮らしていたエヴァに話を戻しましょう。木に登って果物を手に入れ、ケガをせずに降りてこられたら、翌朝また陽が昇るのを見られる可能性は非常に高いでしょう。そして脳がごほうびに「満足」や「幸福」という感情を与えてくれます。エヴァは木にもたれて目を閉じ、「ああ、幸せ……」と満足なため息をつくかもしれません。

しかし、その後どのくらい幸せなままでいられるでしょうか。何カ月も満足したままだとは思えません。

幸福という感情は私たちにモチベーションを与え、次の目標に向かって努力させるという役割があります。エヴァもまた食べ物を探す「新しい」モチベーションが生まれなければ飢え死にしていたでしょう。つまり心地良い気分や満腹感はすぐに消え去ります。残念ですが、人間はそういう風にできているのです。

脳は幸せなんてどうでもいい

原付さえ手に入れれば、新しいウエアさえ買えれば、もっと部屋が広ければ、「人生は最高なのに……」という気分には覚えがあると思います。しかし、希望が叶った後はどうなるでしょうか。そう、すぐにもっと新しいモデルの原付やもっと広い部屋を夢見るようになります。まったくきりがないのです。

その点を広い視野で、進化の見地から見てみましょう。どの感情にも目的と役割があります。いつも良い気分だったら、モチベーションを与えるという仕事をこなせません。

脳の1番大事な仕事は「生きのびさせること」だというのは覚えているでしょう。脳はそのためにあらゆる道具（感情）を駆使します。脳にとっては、私たちが良い気分でいられるかどうかなどどうでもいいのです。良い気持ちを短くした方が効果的なら、脳はそれを利用するというわけです。

【コラム】幸せでなければ不幸？

短い時間しか良い気分でいられないなら、それ以外の時間、つまり1日のうちほとんどの時間は「メンタルがひどい状態」ということになるのでしょうか。もちろんそういうわけではありません。

普段通りで特に何も起きていない時には、脳は感情を変える必要がありません。簡単な選択をするだけなら小さな感情を出してやるだけで充分で、気分が良くなるわけでも悪くなるわけでもないのです。感情を大きく変えるにはエネルギーを要し、エネルギーというのは人間の歴史を通じて貴重品でした。ですから脳は本当に必要な時、命がかかっている時にしか感情を大きく揺さぶらないのです。

しかしここで問題なのは、脳が今でも何千年も前と同じように危険を認識してしまうことです。当時は今よりずっと命の危険が多かった時代でした。そのため現代の私たちもむやみに危険を感じたり、悪いことが起きているように思ったりしてしまうのです。

ストレスとは何か

心配、強い不安、パニックといったつらい感情を理解するために、まずは人間の「ストレスシステム」がどのように働くかを見てみましょう。ストレスというのは身体や心への負荷に対する反応で、「感情」というよりは「身体の中のプロセス」です（その2つにどこで線を引くかは非常に難しいところですが）。例えばジョギングをすると身体はストレスを感じますし、学校でテストを受ける時もそうです。

血液を筋肉に送るために心拍数が上がり、集中し、その時に必要のない身体のシステムはスリープモードに入ります。これが「闘争《とうそう》か逃走《とうそう》か」と呼ばれる状態で、命を失わないように闘《たたか》うか、あるいは逃げ出すために身体が態勢を整えるのです。

適度なストレスは良い刺激になり、短期間感じるのは悪いことではありません。何かやらないといけない時に身が引きしまるし、慎重にもなれます。しかし長く続くストレスや強過ぎるストレスは、特に感情面で問題を引き起こしてしまいます。

不安とストレスの違い

「心配」が何かはよく知っていると思いますが、「不安」とはそもそもどんなものでしょうか。根本的には心配と同じ感情ですが、不安の方がもっと強く、長く続きます。

不安は「事前のストレス」という表現が的確でしょう。先生に怒られた人はストレスを感じ、「闘争か逃走か」の状態になります。一方で、「明日、先生に怒られたらどうしよう……」と考えるのが「不安」です。身体の中で起きている反応は同じですが、ストレスが現実の「危険」によって引き起こされる一方で、不安は「危険かもしれない」と考えた時に――実際には危険でなくても――わき起こります。

強い不安というのは、「何かがひどくおかしい」という非常に不快な感情です。原因はわからなくても、とにかく身体全体でそう感じるのです。「自分をやめてしまいたいくらい嫌な気持ちだ」と表現する人もいました。

不安は様々な形で現れます。不安がしつこくうずいて心が安らぐことのない人もいれば、急に激しい不安に襲われる人もいます。クラス全員の前で発表するなど、何かをする前に不安を感じる人

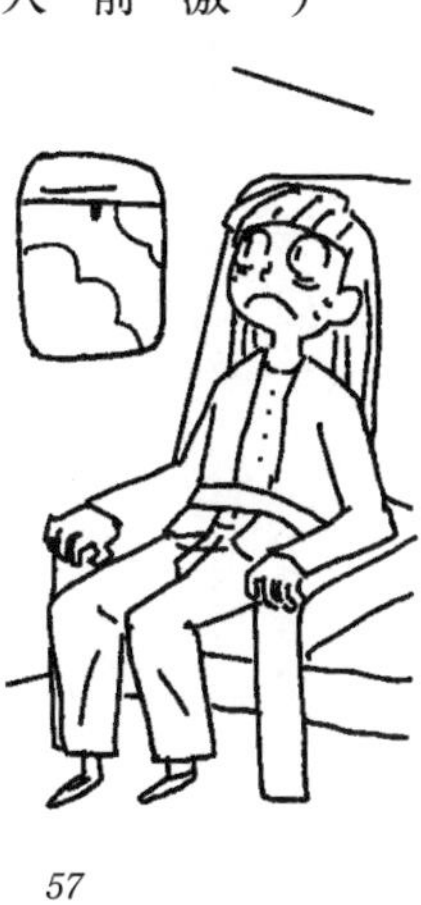

もいれば、乗っている飛行機が落ちる、戦争が起きるなど、恐ろしいシナリオが頭に浮かんでしまう人もいます。

人それぞれに違った不安があり、誰でも時々不安を感じるものの、その強さや頻度が違います。とはいえ、不安も空腹や疲労と同じように人間にとって自然な感情です。

「不安にならないで、楽しいことを考えなさい」とか「ポジティブに！」とか言ってくる人もいます。ですが、そんな空っぽの甘い言葉では不安は消せません。それで消えるような不安だったら、脳が私たちを行動に出させるほどの効果はなかったことになりますし、私たちもこのように進化してこなかったでしょう。

どんな不安も、もともとは脳が「何かがおかしい」と私たちに知らせるための手段です。不安を感じることでストレスシステムを起動し、不安の原因が漠然としていたり、ありえないようなものだったとしても脳は全力を尽くします。なぜなら脳の扁桃体《へんとうたい》という部位が「何かがおかしい！」と警告を発するのが好きだからです。

見えている世界には「時差」がある

視覚的なシグナルが目に入ってから、脳の後ろの方にある視覚野《しかくや》という部位に届くまでコンマ何秒かかかり、そこでやっと自分が見ている物を認識します。他の知覚から入るシグナルも同じで、今この瞬間に体験している世界というのは、実際にはほんの少し前の世界なのです。脳はその時差を埋め合わせることにも慣れていますから、私たちはそのわずかな遅れには気づきもしません。何もかも、たった今起きているように感じられるのです。

しかしこの時差が生と死を分けることもあります。考え事をしながらうっかり道路に足を踏み出した瞬間、トラックが猛スピードで走ってきたとしましょう。するど私たちは足を引っ込めて、あわてて後ろへ下がります。まるで見えない手に首根っこを摑まれたかのようにです。その後でやっとトラックが目に入り、そこで初めて「恐怖」を感じ、それから「安心」がわいてきます。「今のはやばかった――！」

視覚野まで情報が届いていないのに、なぜ危険だとわかったのでしょうか。それは視覚シグナルが視覚野まで届く途中に「扁桃体」を通り過ぎるからです。扁桃体は小さなアーモンドのような形で側頭葉の奥深くにあり、危険はないかどうか常に周囲を見張っています。扁桃体の仕事には、あらゆる知覚刺激が脳の各部位に届く前にチェックをすることも含まれています。刺激の内容が深刻であれば、扁桃体はすぐに行動を起こします。トラックという視覚シグナルが通った瞬間に警報ボタンを押し、私たちを後ろへ下がらせるのです。その後やっとシグナルが視覚野に届き、映像をつくり出します。

こういった場合、感情が伝わってから行動を起こしていては間に合いません。行動が先にくるのです。

脳内の火災報知器

扁桃体にはいくつも役割がありますが、その1つが「脳の警報センター」としての役割です。扁桃体はその役割を愚直に果たしていて、ちょっとした危険にも大々的に警報を鳴らします。念のために鳴らすこともあるので、実際には何事もない場合もあります。それでも、肝心な時に鳴らし損なうよりは鳴らし過ぎた方が良いという仕組みになっているのです。

要は火災報知器のようなものです。トーストがちょっとこげたくらいでいちいち鳴るのは厄介ですが、夜中に本当に火事が起きた時に鳴ってくれればいいのです。私たちの脳もまさにそんなふうに反応します。「本当に危険な時に鳴らし損ねるよりは、念のため間違って鳴らすくらいかまわない」と考えているのです。脳の1番大切な仕事はあなたを生きのびさせることなのですから。

パニック発作が起きる理由

極端に強い不安は「パニック障害」や「パニック発作」と呼ばれ、不安が強過ぎて全身に反応が起きてしまいます。心臓がドキドキしたり、息が苦しくなったりして身体がいうことをきかなくなり、自分ではどうしようもなくなります。ストレスシステムが強く作動し、「すぐにここから出なきゃ、逃げなきゃ、じゃなきゃ死ぬ！」と思ってしまうのです。

「今、草むらで何かが動いた。ライオンが隠れているのかもしれない。逃げなければいけないのに、足が石に挟まって動けない！」パニック発作が起きるとそんな気分になります。

そのためか、逃げられないような場所、特に地下鉄の中や満員のバスで発作が起きやすくなります。何らかの原因で身体の警報システムが作動し、「もうダメだ、逃げられない」という気分になるのです。

この原因になっているのが扁桃体、特にきっかけをつくるのが扁桃体だと考えられています。扁桃体は危険を認識すると警報を鳴らし、ストレスシステムを起動させるので、心臓がドキドキして息が苦しくなります。しかし問題はここからです。心臓と肺からのそのシグナルを脳が「危険なことが起きている証拠だ」と受け取り、ストレスシステムのアクセルをぐいっと踏むのです。すると心拍や呼吸がさらに激しくなり、それを脳がますます危険な証拠だと認識し――こうして負のサイクルにはまり、ひどいパニックを起こしてしまうのです。

パニック発作が起きたら

パニック発作では全身が反応します。そのため「心臓発作を起こしたのかも」など、身体に原因があると思う人が多くいます。ですが実際には、脳が危険に対して激しく反応してしまっただけです。しかも実際に危険だったとも限りません。たいていは狭い空間など、その時に「危険だ」と思われる場所で起きるので、そういった場所に恐怖を感じるようになり、避けるようになります。しかしバスや電車、地下鉄に乗らなければ移動できないので、日常に大きな問題が生じます。

自分で解決するのは難しいですから、必要なら治療を受けましょう。CBT（認知行動療法）ではパニックを起こさないように少しずつ、恐怖を感じるものと向き合う練習をしていきます。

どういうタイミングで受診するかは、他のメンタル面の症状でも同じですが、日常に問題が生じるようになったら受診した方が良いでしょう。あるいは、本来ならやりたいし、やって気分が良くなるようなことまで避けるようになった時です。

自分はおかしいのだろうか

脳が進化した時代は危険が多く、あらゆる方向からリスクが降ってきました。現代では危険の種類が変わりましたが、脳はその変化についていけていませんし、私たちがまだサバンナで暮らしていると思っています。

テストの前に強い不安を感じたら、「扁桃体が勘ちがいしているだけだ」と考えてみてください。パニック発作も「警報器の誤作動だ」と思ってみてください。心臓は止まりませんし、窒息《ちっそく》もしません。とても不快ではありますが、「不安は危険なものではない」ということを覚えておくのが大事です。

しかし強い不安を感じるのは非常につらいことです。最悪の場合、不安に人生を乗っ取られてしまうこともあります。ですが多くの場合、不安を客観的に見るようにすると楽になり、不安にもま

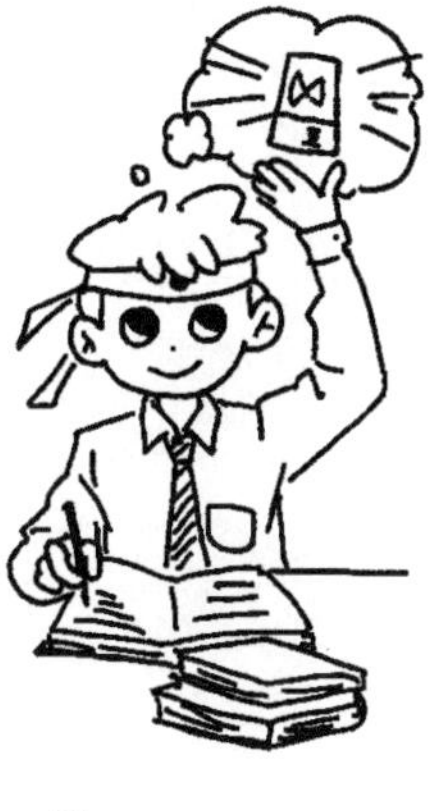

ともな説明があることに気づきます。脳にしてみれば、不安は「危ないかもしれない」と警告する手段なのです。

不安は自然な防御メカニズムで、人類の歴史を通じて私たちを危険から守ってきました。ですから不安を感じるということは人間として正常に機能している証拠でもあるのです。不安を感じるのがおかしいということはありません。

私たちの脳は今とはまったく違った世界で進化しました。そのためにちょっと困ったことになるのですが、そこはどうしようもありません。そんな脳には優しくし、わかってあげる努力も必要です。私たちを生かしておくために必死でがんばってくれているのですから。

【コラム】不安に対処するためのテクニック

簡単に無理なく不安を抑えられる方法が、実は２つもあります。毎回効くとは限りませんし、全員に効くというわけではないですが、多くの人が効果を感じられます。

１　呼吸

不安が近づいてくると感じたら、いったん手を止めて、長い深呼吸を何度かしてみましょう。吸う息よりも吐く息を長くしてください。目安としては４秒かけて吸い、６秒かけて吐く。普段の呼吸よりかなり遅いので、あらかじめスピード感をつかんでおきましょう。

効果の理由：自律神経は身体の色々な器官の働きをコントロールしていますが、自分の意志では動かせません。ですが呼吸によってバランスを整えることは出来ます。自律神経には2種類あり、交感神経は「闘争か逃走か」、副交感神経は「消化」や「心の落ち着き」に関わっています。

息を吸うと交感神経が活発になります。心臓が少し速く打ち、「闘争か逃走か」寄りになります。短距離競争のスタート前に走者が素早く何度も呼吸をしてコンディションを上げようとするのは、そのためです。しかし息を吐くと、今度は副交感神経が活発になります。心臓の打ち方が少しゆっくりになり、心が落ち着くのです。

吐く息を長くすると驚くほど効果があります。肺からゆっくりと空気が出ていくにつれ、不安も流れ去るのを感じるでしょう。

2　つらさを言葉にする

自分の気持ちを言葉にし、説明するというのも良い方法です。出来る限り正確に自分の感情を表現してみましょう。上達すると自分の中で起きていることを少し距離をおいて、つまり客観的に見られるようになり、感情に引きずられにくくなります。

効果の理由：左右の脳半球に1つずつある前頭葉は脳の中でも最も高度な機能を持った部位です。前頭葉の中央部分は簡単に言うと自分自身にフォーカスしていて、身体の中で何が起きているのかを把握し、感情やモチベーションといったものに働きかけています。一方、前頭葉の外側の部分は周りで起きていることにフォーカスし、問題解決や計画といったものに関わっており、扁桃体が警報を鳴らした時にブレーキをかける役割も担っています。

話している相手が怒り出したら扁桃体は警報を鳴らします。怒っている人間は危険だからです。扁桃体が働き出すと心配と不安が募りますが、「おや、この人は怒っているみたいだ。怖いな」と言葉で表現すると、今度は前頭葉の外側の部分が活発になり、扁桃体を落ち着かせることができるのです。

自分の感情や原因を言葉にすることで、脳のフォーカスが外の世界を把握する前頭葉の外側の部分に移り、視点も自分の中から外に移るわけです。それが暴れる扁桃体を抑えてくれます。

不安になっている人がいたら

子供は誕生日パーティーなどに行くのを怖がることがあります。何が起きるかわからないですし、知らない人が来るかもしれません。あなたも小さい時、そうでしたか？　そうだったという人は多いのですが、そこで感じた不安を一生覚えているものです。

それでもパーティーに行くことにした子供に、どう言ってあげればいいでしょうか。行けば絶対に楽しいのはわかっています。賢い親ならこう言うでしょう。「パーティーが終わるまでパパ（あるいはママ）が玄関で待っているからね。何かあったらいつでも出ておいで。どうしても嫌だったら、一緒におうちに帰ろう」

心配や不安があっても勇気を出してチャレンジしようとしている友人がいたら、どうやって支えてあげられるでしょうか。幼い子供の親と同じような配慮が不安を落ち着かせてくれるかもしれません。いくつになっても、玄関で待っていてくれる人の存在が必要なことがあります。

不安を理解すれば

映画『オズの魔法使い』で、ドロシーたちは「偉大な」オズの魔法使いを恐れていました。ところが犬のトトがカーテンをはがすと、そこにいたのは人に危害は加えないペテン師で、機械のレバーを引いたりボタンを押したりして恐ろしげな演出をしているだけでした。ドロシーは、その男が自分を助けるために様々なはかりごとをしていたのだと知ります。とたんに恐れは吹っ飛びました。

不安についても同じことが言えます。不安がどのように生まれるのかを理解し、私たちを助けるためなのだとわかれば、それほど怖くはなくなるのではないでしょうか。

この章のポイント

・私たちは幸福を感じたままではいられない。それではサバンナで死を招くだけだからだ。
・脳の「火災報知器」扁桃体が不安を引き起こす。
・ストレスは「闘争か逃走か」のモードに入る「身体のプロセス」。「不安」もこのストレスシステムを起動させる。
・不安は防御のメカニズム。それが理解できれば不安を過度に恐れずにすむはず。これも脳が私たちを生きのびさせるための仕組みなのだから。

第4章　なぜ記憶に苦しめられるのか

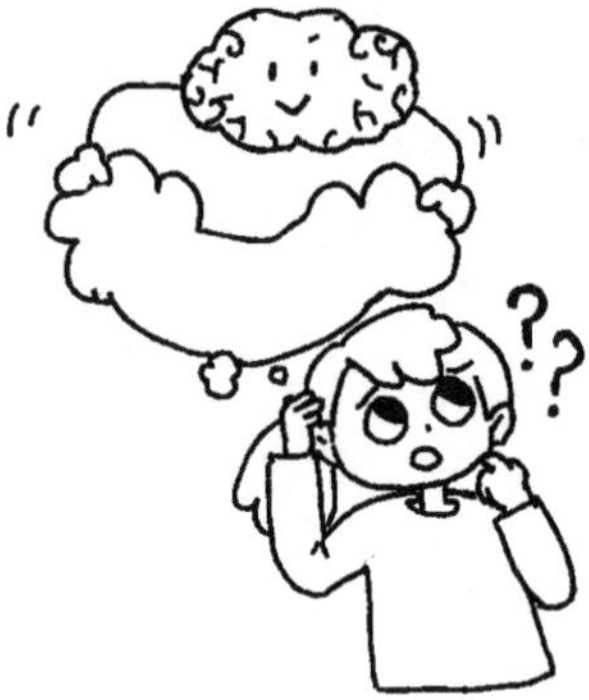

メンタルの波

鏡の中の自分を見た時にしごく満足出来ることもあれば、「何もかも全然ダメだ」と感じることもあります。「自分は何でも出来るはず」と自信に満ちた気分になることもあれば、直後には「歯磨きもろくに出来ないなんて……」と落ちこむこともあるでしょう。

同じ１人の人間なのになぜこれほど浮き沈みがあるのでしょうか。これもやはり、脳が感情によってその人を動かそうとするせいです。活動的に何かをさせようとする時もあれば、消極的に引きこもらせることもあります。

サバンナのエヴァに話を戻しましょう。まだ木の下で悩んでいます。「登って果物を取ろうか。それとも危険過ぎる？」この場合、少しでも自分に自信がわくかどうかで選択が変わってきます。

脳の仕事は自分自身を正確に理解することではありません。明日まで生きているために必要な「自分のイメージ」を見せることです。

「記憶」も脳の道具

以前誰かが似たような木から落ち、ひどいケガをしたのを見たことがあったら、その記憶がエヴァの選択を左右するでしょうか。その可能性もありますが、必ずしもそうではありません。意外かもしれませんが、記憶というのは決まった内容で固まったものではないのです。脳にとって記憶は過去を正確に映像化するものではなく、あくまでも今この瞬間にその人をコントロールするための道具です。必要ならば記憶を変化させたり、ある部分だけ大げさにしたりトーンダウンしたりすることもいといません。

脳が「木に登るべきだ」と判断すれば、前に木から落ちた人を見たことがあっても、落ちたのはめずらしいくらい大きくて体重がある人だったという記憶になっているかもしれません。「あんなに重い人なら枝が折れて当然！」となるのです。あるいはその木は枯れかけていて、枝も細くて折れやすかったという記憶になります。「だけど、この木の方がずっと頑丈そうじゃないの」そうすると自信が高まり、背中を押されたエヴァは木に登ることにするのです。

同調圧力が記憶を変える

あるテレビ番組の実験で、強盗シーンの芝居を目撃させてから、逃げた犯人の見た目や様子を目撃者に尋ねました。

最初はどの目撃者も記憶があいまいでした。あっという間の出来事でしたし、全員が驚いて呆然としていたのですから。それでもしばらくすると、現実とかなり一致した犯人の描写が出来上がっていきました。しかしグループ中には番組の役者が1人交ざっていて、わざと事実とは違うことを証言しました。「犯人は青いショルダーバッグを肩から下げていた」と言ったのです。

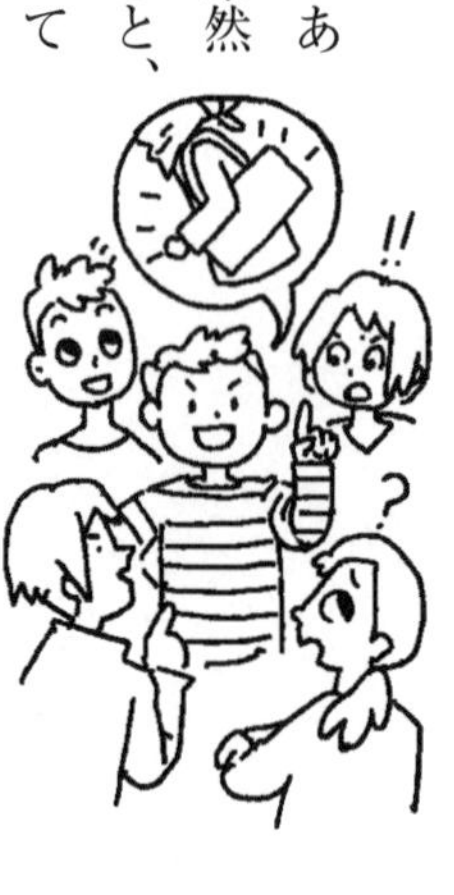

他の目撃者たちは驚き、「本当に？」と疑いました。しかし次第に意見が変わっていき、「自分もショルダーバッグを見た」と言う人が増えていったのです。それでも数人は踏みとどまり、「よく覚えていないけど、確かに肩に何か下げていたかも……？」と言いました。目撃者たちは実験後に強盗の場面の動画を観せられまし

たが、その頃には全員が「犯人はショルダーバッグを下げていた」と確信していたので、「この動画は編集されたのでは？」と疑った人もいたほどです。

グループがもたらすプレッシャー、同調圧力には強い力があります。グループ内の人の多くが何かを「真実だ」と主張すると、「グループに属していたい」「はみ出したくない」という願いが脳に現実とはまったく違うことを見させたり、思い出させたりします。警察が複数の目撃者を聴取する際、お互いに話をさせずに別々に聴取するのはもっともです。

見えないゴリラ

では被験者が事前に強盗が起きることを知っていて、何に注目しなければいけないかもわかっていたら、どうなっていたでしょうか。もちろん、目撃談はもっと正確になったはずです。何に意識を向けるべきなのかわかっているのですから。

しかし、その時に「道路を通る白い車の数を数えるように」と指示されていたら、強盗が起きていることすら目に入らないかもしれません。犯罪には当然目がいくはずだと思うでしょうが、必ずしもそうではないのです。

有名な実験で、白いユニフォームと黒いユニフォームの2チームがそれぞれのチーム内でバスケットボールをパスしていく動画を観せ、「白いユニフォームのチームが何回パスするかを数えてください」と指示したものがあります。数える人たちにとって黒いユニフォームのチームのパスは集中を邪魔する存在でした。

被験者が数えるのに夢中になっていると、ゴリラの着ぐるみが現れ、選手たちの間をのんびりと横切ります。それで被験者の集中が途切れたと思いますか？　なんと被験者の約半数がゴリラに気づきもせず数え続けていたのです。

これは人間の集中力の限界を表す良い例です。46ページでも書いたように、私たちは1度に1つのことしか集中出来ません。この実験からも、脳が与えてくる外界のイメージをそのまま信じてはいけないことがよくわかるのではないでしょうか。

なぜ覚えていないのか

人間の脳には本がいっぱい詰まった図書館1万1000軒分の情報が入るようになっています。つまり記憶には膨大なスペースがあるのですが、肝心なのは使いたい時に使いたい記憶をうまく探せるかどうかです。たった今経験していることに必要な記憶をコンマ何秒かで探すには、記憶が多過ぎてはいけません。やたらと時間がかかってしまいます。

眠っている間に脳はその日に起きたことを見返し、今後役に立つと思われる記憶だけを保存します。それ以外の記憶は捨てられます。つまり忘れ去られるのです。

ここで脳が保存しておく記憶というのは、何よりも「生きのびるために重要だ」と思われる記憶です。中でも最優先されるのは「危険や脅威」といった強い感情に結びついた記憶です。子供の頃、ジャングルジムから落ちて指を折った時のことは鮮明に覚えているものですが、その後に買ってもらったアイスクリームのことはとっくに忘れているでしょう。

【コラム】脳の「記憶センター」と「警報センター」

脳の「記憶センター」は海馬《かいば》と呼ばれ、そのすぐ前に「警報センター」の扁桃体があります。その2つが前後に並んでいるのは偶然ではありません。扁桃体が警報を鳴らすたび、「この状況は重要だから覚えておかなくては」というシグナルが海馬に送られ、「高解像度で鮮明」な記憶がつくられるのです。

わいた感情が強いほど、特にそれが恐怖やパニックだと、記憶にはっきり残る確率が高いでしょう。あまりうれしいことではありませんが、忘れたい記憶こそが脳にとっては重要であったりするのです。

ＰＴＳＤとの向き合い方

戦争や事故、自然災害による被災や、暴力やひどいいじめ、性的いやがらせを受けた場合、長期にわたって精神的に苦しむことがあります。恐ろしい記憶が「フラッシュバック」としてよみがえり、眠っている時には悪夢になって出てきます。これは重度の不安で、「ＰＴＳＤ（心的外傷後ストレス障害）」と呼ばれるものです。

ＰＴＳＤになると常に身構え、トラウマになった出来事をわずかでも思い出させるようなことを避けるようになりますが、思い出さないようにするのは無理な話です。ちょっとした音や匂いに恐ろしい記憶がよみがえり、完全にパニックになるのです。2004年にタイでスマトラ島沖大地震に遭ったスウェーデン人女性がいましたが、彼女はスウェーデンに帰って何カ月も経ってから、タイ旅行の前にパスポートを更新した警察署の前を通っただけでも激しい不安に襲われました。

脳がつらい記憶をいちいち呼び起こすのは不思議です。ずっと前に起きたことですし、今は地球の反対側の安全な場所にいて、むしろ生きていられることに喜びを感じるべきでしょう。

しかし脳にしてみれば当然のことです。2度と同じ状況に陥らないよう、トラウマになった出来事はすぐに思い出せるように鮮明な記憶として残すのです。万が一また同じことが起きたら、前回はどのように対処したのか、鋭い映像を送って教えてくれます。そうやって私たちは生きのびてきたのです。

ですがこの場合、タイからは距離も相当離れています。スウェーデンでは津波は起きないのにそれを恐れて常に神経をとがらせているなんて、無意味だとは思いませんか。しかし脳は一気に８０００キロも飛行機で移動できる世界のことなど知らないのです。

つらい記憶が何度も浮かぶなら、２度と起きないように脳があなたを守ろうとしているのだと考えてみてください。少々過保護な親のような感じでしょうが、思い出したことで心がつらくなるのは、脳が次も私たちを生きのびさせようとする代償なのです。

記憶はユーチューブではない

しかし、つらい記憶やＰＴＳＤの症状への対処方法もあります。その記憶を口に出して話すと苦痛が和らぎ、うまくいけば治すことも出来るのです。「そんなに簡単に？」と思うかもしれません。確かに実際はもっと複雑ですが、基本的にはそういうことです。それを理解するために、脳の中の記憶が同じまま固まっていないのはなぜかを見ていきましょう。

記憶をユーチューブの動画のようなイメージでとらえている人は多いと思います。再生すれば毎回まったく同じ動画を見ることが出来るはずだと思っているのです。しかし記憶というのはむしろウィキペディアに似ていて、常にアップデートされ変化しています。私たちの記憶というのは取り出すごとに不安定な状態になり、形づくられています。そのため、考えるたびに記憶が少しずつ変化していきます。脳はあなたを生きのびさせるために記憶を使うのであって、過去を正確に再現することが目的ではありません。

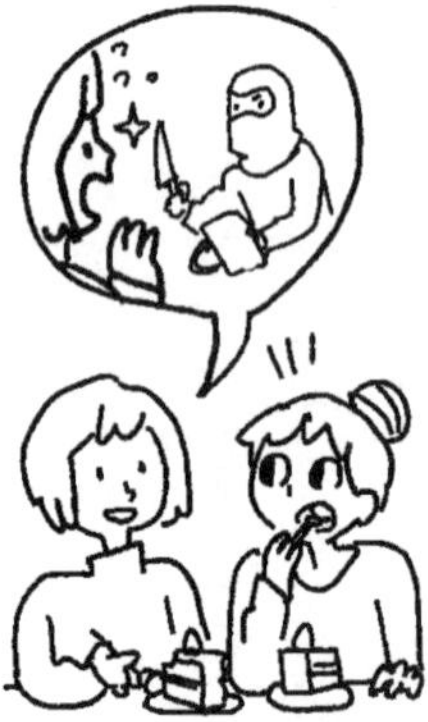

記憶を取り出すと、その時のあなたの気分に色づけされます。良い気分の時はそ

の記憶も少しポジティブなものになり、気分が悪ければネガティブなものになります。だから安心出来る状況で恐ろしい記憶のことを口に出すと、その時の気分に記憶が色づけされ、少し恐怖が減ります。何度も話すうちにゆっくり少しずつ、しかし確実に恐ろしさが薄れていきます。

これは自分で試してみることもできます。例えば友人に話を聞いてもらえばいいのです。ただしＰＴＳＤなど、記憶があまりにもつらい場合は、セラピストの助けを借りる方が良いでしょう。セラピストならばなるべく苦しくない形で症状を緩和していく方法を知っています。あとは記憶を紙に書き出す方法もあります。それならばゆっくり慎重に進められるはずです。

つらい記憶にフタをするのはＮＧ

つらい記憶をなかったことにして忘れようとする人もいます。記憶にフタをして別のことを考えようとする方法ですが、これはあまり良くありません。それには理由がいくつかあります。

そもそも、脳はそれほど簡単には忘れさせてくれません。私たちを生かしておくために進化したのですから、その記憶が後々役に立つならば見せ続けるでしょうし、悪夢という形でも見せるかもしれません。もう1つの理由は、記憶というのは取り出さなければ変化しないからです。そのままにしておくと、石に刻み込まれたように決まりきってしまう可能性があります。

脳を信じてはいけない

ここで最後に、面白い例を紹介しましょう。なぜ脳が見せようとする外界のイメージを信じてはいけないのかという例です。

ある心理学の研究が行われました。まず助手が「あなたの住所と名前を書きますから、その間私のコーヒーカップを持っていてもらえますか」と被験者に頼みます。コーヒーはアイスコーヒーかホットコーヒーです。その後、心理テストに移るのですが、実は実験自体はもう始まっています。助手は手が離せなかったわけではなく、カップを持ってもらうのも実験の一部だったのです。

被験者は架空の人物が出てくる短いストーリーを聞いてから、その人物の性格を描写するように指示されました。すると直前に温かいコーヒーカップを持った人は、「社交的で、朗らかで、優しい人だ」と言いましたが、冷たいコップを持った人はもっと否定的な答えでした。

考えられる理由は、私たちは脳の同じ部分で「温度」と「他人の性格」を判断するからです。脳のその部分がコーヒーカップの熱さや冷たさで活発になり、人物の性格にも反映されるというわけです。

ここで大事なのは、被験者は意識して温度と性格をつなげたわけではないことです。彼らは実験内容を知りませんでしたし、アイスコーヒーを渡されるのか、ホットコーヒーを渡されるのかもランダムです。そして脳はそれをストーリーの内容のせいにしました。「だってその人はスーツを着ていたから。私はスーツを着る人が嫌いなんです」という具合に。

このように脳が「調整」を入れることについては、後ほどさらに説明していきます。

この章のポイント

・脳は私たちに「そのままの外界」を見せるわけではない。私たちを動かすために「記憶」も道具として使う。
・つらい思い出がよみがえるのは、脳が同じような危険から私たちを守ろうとするから。
・記憶は取り出すたびに変化する。安心できる状況でつらい思い出を口に出すことで、つらさを減らすことができる。
・嫌な記憶も「フタをする」のではなく何度も取り出すことで変化させることができる。ただし、専門家の助けが必要なこともあるので注意。

第5章　なぜ引きこもりたくなるのか

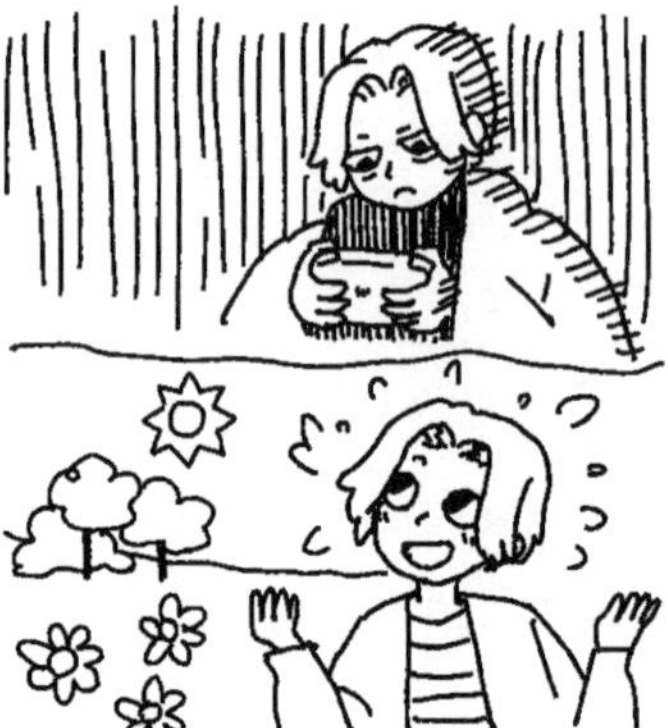

「強い脳」とはどんな脳か

ネパールのアンナプルナ山群は標高が８０００メートルを超え、世界でも最も危険な山の１つです。それでも現在までに約２０００人が登頂を試み、うち25〜30％が死亡しています。

それほど危ないのにあえて挑戦するというのは正気の沙汰ではありません。危険なことにチャレンジするという特徴は大昔に遺伝子プールから消えていてもいいはずなのにという気がします。

しかし実際の自然界では必ず譲歩と犠牲が存在します。狩猟採集民が全員怖がりで自分の影にも怯えていたら、食べ物を手に入れたり子供をつくる相手を見つけたりする勇気もなかったでしょう。そうだとしたら人間という種はこれほど長く地上に残らなかったはずです。

すでに書いたように、心配性であること、強い不安を抱えていることは、むしろ生きのびる可能性が高いというメリットがありました。危険に目を光らせている人の方が危険を避けやすかったからです。つまりうつになったり引きこもったりすることにもメリットがあるのです(その話も後ほどします)。

しかし人間にはリスクを冒すという側面も必要です。人によってそのレベルが違い、リスクを冒しがちな人も、あまり冒さない人もいますが、まったく冒さないという人はいません。時には新しいこと、今までやったことのないことをやってみないと何も発見がないからです。そうさせるために脳は「好奇心」や「発見欲」といったごほうびを与えてくれます。人によってそのごほうびが大きい場合も小さい場合もあります。

アンナプルナに登るような人は、新しいことやスリリングなことをするとかなり大きなごほうびをくれる脳なのでしょう。さらにはリスクに目をつぶるのが得意な脳でもあるのです。その人たちの脳は「強くて勇気がある」と思われそうですが、「最強脳」の持ち主は本当は誰でしょうか。

脳の最大の仕事は私たちを生きのびさせることです。ならば命の危険があるようなことや無謀なことをする前に心配や不安を感じさせ、やめさせる方が賢明です。アンナプルナの山中に永遠に閉じ込められた人々は不安にもうつにも縁がなかったのでしょう。しかし不必要に早く死んでしまったと言えるかもしれません。

なぜつわりがあるのか

妊婦の多くが特に妊娠初期、吐き気を催します。妊娠中は大量のエネルギーを必要としているのに吐いてしまうなんて不思議です。

しかし、これはどちらのリスクを優先するかという問題なのです。妊娠初期は胎児の器官がつくられる時期で、食中毒になったりしては大変です。何を口に入れるか、普段以上に用心深くなる方が防御メカニズムとしては上なのです。

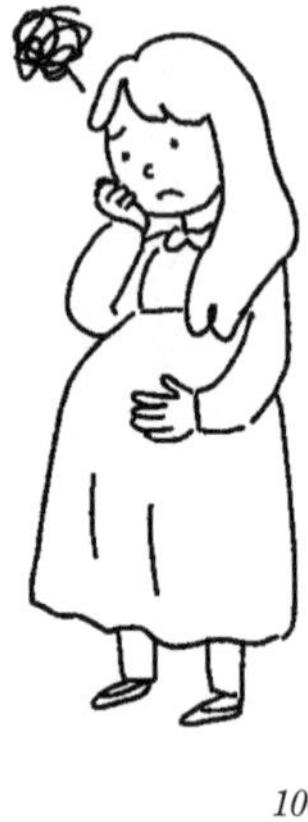

脳は感情を使ってその人の行動をコントロールしますが、ここでは「吐き気」を使います。妊婦の多くは苦い味のものを嫌います。「苦み」というのは自然界に存在する毒の可能性があるからです。肉や乳製品のことを考えるだけでも胃がひっくり返る人もいます。それも大昔の生活を考えてみると理由がわかります。冷蔵庫や

賞味期限表示ができるよりもずっと前の時代、保管が良くなかったり古くなったりした肉や牛乳には危険な細菌が繁殖しました。命を奪う寄生虫が潜んでいる可能性も常にあったためだと考えられるでしょう。

【コラム】免疫系以外の防御システム

人間には素晴らしい免疫機能があり、細菌やウイルスから身体を守ってくれています。その免疫の延長のような働きとして、不審なものが身体に入る前に防ごうとするものがあります。そこでも感情が大事な役割を担っています。

腐った牛乳や魚の匂いを嗅ぐと顔を背けずにはいられません。じっくり嗅ぐなんて到底無理です。腐った食べ物は感染源になるかもしれないので、反射的に嫌悪を感じるようになっているのです。

病気で熱がありそうな人やおかしな行動を取る人を見ても、脳は私たちに恐怖を感じさせ、安全な距離を取らせます。傷や強い体臭もそうですし、他の人が咳やくしゃみをしただけで免疫系は警戒態勢に入り、闘いに備えます。いざという時に準備が整っていないよりは、間違いだったとしても準備をしておいた方が良いからです。

扁桃体が警報を鳴らし過ぎるということを覚えていると思いますが、私たちの身体にはこうした防御システムがいくつもあります。喉がちょっとむずむずしただけで咳をするのもその１つで、たいていは咳をする必要はなくてもしているのです。

引きこもりたくなるわけ

妊婦の話に戻りましょう。現代よりずっと危険が多かった時代、妊娠中の女性は特に気をつけなければいけませんでした。何かに感染したりしたら自分自身もお腹の赤ちゃんも命が危うくなるのです。ですから他の人たちから離れて独りでいた方が良いのですが、脳はどうやってそれをさせるのでしょうか。

誰かを引きこもらせたかったらどんな感情を使えば良いと思いますか？　そう、「気分を落ち込ませる」のです。うつっぽくなり気分が晴れなかったら布団をかぶって隠れていたくなります。今でも多くの妊婦が「人に会いたい」「何かをしたい」という気分がわかなくなります。これは脳が昔と同じように感染に怯えているからです。

しかし妊娠しているのに気分が落ち込んでいては「もうすぐママになる人はハッ

ピーで輝いているはず」というイメージと一致しません。しかしこれは私たちが、妊婦というのはキラキラ幸せそうで、自慢げにお腹を突き出しているというイメージを植えつけられているせいです。それでは「子供が生まれるのに落ち込むなんて私はどこかおかしい」と思いかねません。

私たち人間には世界を理解したいという欲求があります——「何かのせいでこうなった、そこには必ず理由があるはず」と。すると脳はまた、熱いコーヒーと冷たいコーヒーの実験でもそうだったように印象を調整するのです。

そこで、「何かがおかしい」と脳（その人をうつっぽくさせているのとはまた別の部分）は考えます。「ハッピーじゃなきゃいけないはずなのにハッピーじゃない。もしかして本当は子供なんかほしくないのかも……?」

こんな風に脳は困ったことをします。本来なら賢い防御対策だったのですが、現代では妊婦を必要以上に落ち込ませてしまい、罪悪感を抱かせ、悪い母親だと思わせてしまうのです。

全員ではありませんが、そうなる人もいるという話です。脳が私たちを助けようとして誤解を招いてしまうというわかりやすい例ではないでしょうか。

恐怖症の原因

高いところが怖いですか？　狭いところにいるとパニックを起こしますか？「そんな場所に行かずにすむなら何でもする」と思うほどなら、それは「恐怖症」です。怖がりたくなどないのに激しい恐怖に襲われる――それもまた、あなたの脳が正常で自分の仕事をしているだけです。過剰に反応し過ぎな場合も多々ありますが。

しかしなぜ、それほど危険ではないことにまで恐怖を感じるのでしょう。なぜかというと、私たちが恐怖症になるようなことは、かつては実際命に関わったことだからです。人前で話すことも、「怖くてやりたくないこと」のランキング上位によく入りますが、昔はそれがグループから追い出されるリスク——何かまずいことを言って嫌われるかもしれない——につながったからです。追い出されてしまうと、ほぼ必ず死ぬ運命が待っていました。

ヘビやクモもわかりやすい例です。種類によっては今でも命に関わりますが、現在のヨーロッパでヘビに嚙まれて死ぬのは年間4人程度で、かたや自動車事故では8万人が亡くなっています。それなら自動車が目に入るたびに怯えるべきなのですが、自動車は最近の発明なので脳はまだ恐怖を抱くようには進化していません。

本当はやりたいのに恐怖症のせいで出来ないなら、あるいは恐怖のせいで精神状態を悪くしているようなら、ここでもやはりCBT（認知行動療法）を受けると良いでしょう。セラピーではパニックを起こさず恐怖に向き合うことを少しずつ学ぶことができます。安心な状況でゆっくりと記憶を変化させていくのです。

悩む時間は脳がくれた「選択の時間」

ひどく難しい選択を迫られた経験があるでしょうか。どちらを選ぶかでその後の人生に長く影響があるような選択です。その時、どんな気分でしたか？

そんな時は引きこもり、誰とも会いたくなくなる人が多いようです。何週間も何カ月も、独りでうろうろ歩き回っては（あるいは頭から布団をかぶって）悩み続ける人もいます。友人も「どこか悪いの？」「うつにでもなってしまったの？」と心配し始めます。

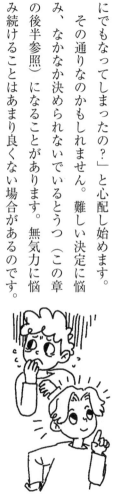

その通りなのかもしれません。難しい決定に悩み、なかなか決められないでいるとうつ（この章の後半参照）になることがあります。無気力に悩み続けることはあまり良くない場合があるのです。

しかしこれも、脳がゆっくり悩む時間を与えてくれているとも考えられます。邪魔されることなくあらゆる選択肢を比較出来るようにです。

ある実験で、子供たちに楽しくなる動画や音楽、別の子供たちには悲しくなる動画や音楽を観せたり聴かせたりしました。そのあとに、絵の中からできるだけ早くパターンを見つけるテストをさせます。そのテストは細かい点に注目する能力を必要とするのですが、楽しんでいる子供と悲しんでいる子供のどちらが成績優秀だったでしょうか。そう、悲しんでいる子供の方です。

どういう思考能力が必要とされるかは時と場合によります。難しい選択をする際には選択肢を何度も検討して、批判的な視点を持ち、細かい点にも目を配るような問題解決力が求められるため、気分も落ち込みがちです。一方で、広い視点から考え、リスクを冒してでも前に進んだ方が良い場合もあり、それができるのはたいてい気分の良い時です。

気分の良い時には粗探しをするのをやめてしまうからかもしれません。「何もかも完璧なんだから、問題を探したり細かい点までつついたりする必要なんかないでしょう?」と。そのため、気分の良い時は騙されやすくもあるそうです。

【コラム】戦争、コロナ禍、気候変動

ここ数年、ニュースといえば現実に起きた3種類の危険、「戦争」「コロナ禍」「気候変動」のことばかりでした。地球上で戦争や紛争が起きること自体は目新しいことではありませんし、1つの星で80億もの人が仲良く暮らせという方が難しいのかもしれません。ですが、前よりも戦争が身近に感じられ、自分の国も巻き込まれるのではないかと懸念する人が増えま

した。また、現代では類を見ない規模の感染症の爆発、新型コロナによるパンデミックが勃発し、そのせいで生活が激変することも思い知らされました。その上、気候変動という大問題が年々地球を脅かしています。

現実に存在する危険に圧倒され、「自分などちっぽけで無力な存在だ」と感じてしまう人もいるでしょう。世界が今までより危険で安心出来ない場所に思え、特に若い世代の人たちが不安を感じています。この状況ではパニックに近いような強い不安に襲われても不思議はありません。そんな時、私たちの脳では何が起きているのでしょうか。そしてつらい気持ちに人生を乗っ取られないようにするにはどうすればいいのでしょうか。

まずは、危険に関する情報が生死に関わった時代に戻ってみましょう。

「このあたりでトラがうろうろしている」「隣村がうちの村を攻撃する計画をしている」といった情報を知っておくことは非常に重要でした。そのような待ったなしの種類のニュースが優先されます。これは現代でも同じで、私たちは危険に注目するよう厳密にプログラミングされているのです。

人間の歴史のほぼずっと、危険というのは自分の身近にあるもので、トラや隣村の攻撃といった個人的に受ける可能性のあるものでした。現代ではそうではありませんが、脳は時代が変わったことがわかりません。危険を報じるニュースがどれも自分個人に関わっていると勘ちがいしてしまいます。おまけに昼夜を問わずスマホにニュースが入ってくるようになりました。そのせいで、常に近くでトラがうろうろしているように感じてしまいます。

脳が大きな危険に反応するのは自然なことですが、世界には危険だけでなく良いことも数多くあります。その点を意識するように心がけると良いかもしれません。良いニュースというのはあまり報道されないからです。

それ以外に何が出来るでしょうか。1番良いのはもちろん、未来の世代のためにも世界を安全な場所にすることですが、一晩で成し遂げられることではありません。まずは気分が少しましになるようなことをしてみましょう。

例えば……

・自分が好きなこと、気分が良くなることを続けましょう。やりたいと思えなかったり、無意味に思えたりしてもとりあえずやっていきましょう。

・恐怖で立ちすくんでしまわないように自分が主導権を握りましょう。そうすることで無力感が薄れることがあります。ごみを分別したり、戦争反対のデモをしたり、色々なことが出来ます。世界の何もかもを自分1人では変えられませんが、世界が良くなるために自分に出来ることをやってみましょう。

・ニュースを見る時間を制限しましょう。世界で何が起きているのかチェックするのは1日に1回などに決めれば、「好きなこと」をやる時間も確保できます。

・SNSでは確実に本当だとわかっていることだけをシェアしましょう。フェイクニュースはあえてセンセーショナルに書かれていますから、自分自身もフォロワーや友人もパニックになるだけです。

「うつ」の反対語は？

あまりにも長い期間（数日ではなく何週間も何カ月も）強いストレスにさらされていると、うつになることがあります。うつという言葉には様々な定義がありますが、基本的には「長期にわたる気分の落ち込み」です。

うつの反対語は「喜び」ではなく、「バイタリティー（生きる活力）」だと言われます。うつになるとまさに失われるものがバイタリティーだからです。誰にも会いたくなくなりますし、何もしたくなくなります。あくまで症状の一例ですがよく眠れなくなり、食欲もなくなります。

後述しますがうつの原因は様々で、程度の差はあれどつらいものです。

なお、「悲しい」という気持ちはうつとは別です。悲しみはとても大事だった何かを失った時に感じる気持ちです。これもごく自然な感情で、他人に愛情を感じるためにもなくてはなりません。悲しみはたいてい時間とともに薄れ、傷痕が残るとはいえ最後には傷は癒えます。

しかし悲しみが薄れないままうつへと発展することもあります。トラウマになった経験（85ページ参照）にうまく対処できなかった場合もそうです。その場合もやはり自分の感情を言葉にし、安心な状況で信用できる相手とトラウマに向き合うことで和らぐことがあります。

助けを求めよう

この章では、脳の見地からネガティブな感情を見てきました。それさえわかればつらい気持ちを簡単に乗り越えられるという印象を受けたかもしれませんが、そうかんたんなことではありません。

脳というのはあきれるほど強力で、不安やうつが何なのか、どういう目的を果たしているのかを理解出来たとしてもひどい気分になることはあります。その場合は誰かに話を聞いてもらいましょう。両親や学校の先生や保健室の先生でも良いでしょう。

周りに助けを求めるのは弱いからではありません。勇気がある証拠なのです。

この章のポイント

・つわりも引きこもりも恐怖症も、脳が感染などから私たちを守ろうとして引き起こされることがある。ただし、少々やりすぎなこともある。

・脳は危険に強く反応するようにできている。今は世界中の危険に関するニュースが常時スマホに入ってくるから要注意。

・ネガティブな感情を1人で乗り越えるのが困難なときはまず両親や学校の先生、保健室の先生などに話を聞いてもらう。助けを求められるのは勇気がある証拠である。

第6章　なぜ運動でメンタルを強化できるのか

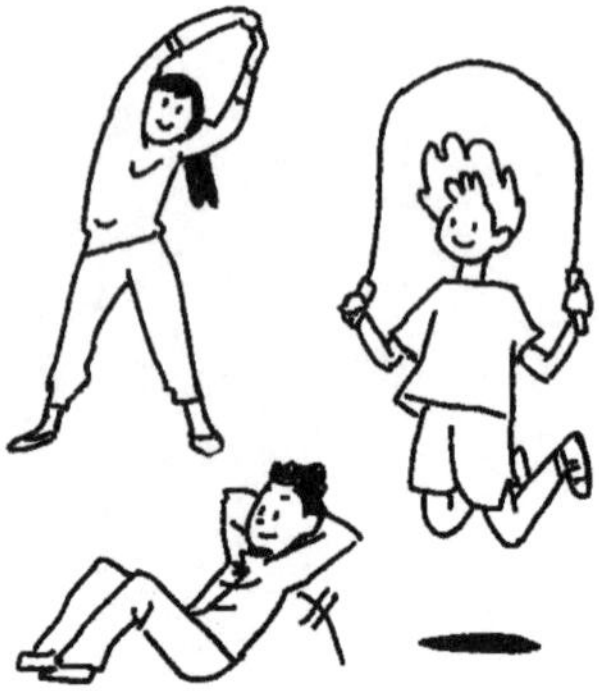

脳も身体の一部

39ページで書いたように、脳の島皮質で「知覚からの情報」と「身体の中の情報」が溶け合い、感情がつくられます。つまり、身体の中から脳が受け取るシグナルもメンタルを左右しているのです。

「身体と脳は別物だ」というイメージを持っているかもしれませんが、脳も身体の一部であり、脳だけ独立しているわけではありません。脳は脳脊髄液という液体に浸かっていますが、脳脊髄液の状態は血圧や血糖値、血中脂質などによって変化します。つまり身体が健康だと脳も良い環境で過ごせるのです。

運動すると、身体の器官や組織が強くなるだけでなく、脳脊髄液を安定させてくれます。また、肺が酸素を取り入れる能力も向上し、心臓や肝臓も強くなります。そうやって脳が良いシグナルを受け取ると、受け取ったシグナルを基に感情がつくられるので、幸せな気分になる可能性が上がり、不快な感情がわくリスクも減るのです。

実際、運動はうつを防ぐために出来る1番重要なことの1つです。

ストレスにつける薬

うつの原因は数多くありますが、長期にわたるストレスが最も一般的です。脳があまりに長い時間「闘争か逃走か」の状態にあると、恐ろしい危険にずっとさらされているというシグナルが出てしまい、「それなら引きこもらせて本体を守った方が良い」となるのです。それが「気分の落ち込み」という感情になって届き、うつになっていきます。

1番良いのはストレスを取り除くことでしょう。そうすればうつになるのを防げます。ストレスを取り除くには環境を変える、時間の使い方をうまく計画するなど、生活を変える必要があるかもしれません。学校の勉強とプロを目指してスポーツに打ち込むのは両立が難しい場合もあるでしょう。あるいは家族や友人関係のストレスなどが原因かもしれません。

原因にかかわらず出来るのは、運動をすることです。運動は身体を強くするだけでなく、脳をストレスから守る力も強めてくれます。それだけではうつが治らない場合もありますが、状況が少しはましになることがほとんどです。

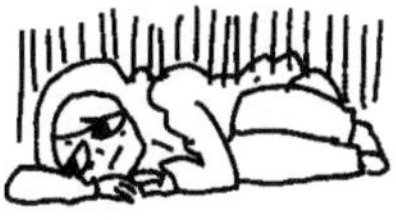

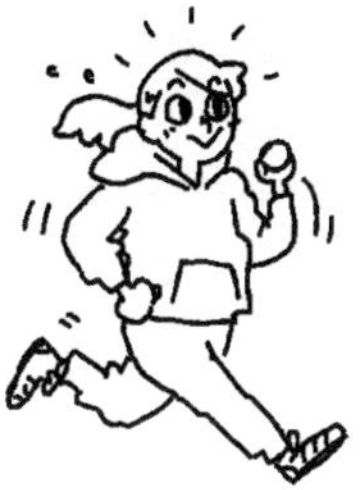

「うつ」のプロセス

うつ状態になった時、身体の中ではどんなことが起きているのでしょうか。様々なプロセスが関わってきますが、どのプロセスも身体と脳のために重要な機能を担っていて、そこからうつと総称される様々な症状が引き起こされます。

まずは「HPA軸」から見てみましょう。脳の中の「視床下部」と「下垂体《かすいたい》（脳の下部にある腺）」と「副腎」が協力して「コルチゾール」というストレスホルモンを出します。コルチゾールの役割はエネルギーを動員することで、例えば朝ベッドから起き上がれるのはコルチゾールのおかげです。あわてた時など急に大量のエネルギーが必要な場合にも「闘争か逃走か」の状態に入れるようにしてくれます。うつの人はこのHPA軸が活発になっています。つまりストレスホルモンが多過ぎることがわかっています。

うつはまたドーパミン、セロトニン、ノルアドレナリンといった「シグナル伝達物質（神経伝達物質：神経細胞間で情報を伝達する物質）」や脳の肥料と呼ばれる「ＢＤＮＦ（脳由来神経栄養因子）」のレベルの低下にも関係しているようです。

脳の中では島皮質（39ページ参照）で起きているプロセスが変化し、扁桃体も活発になります。扁桃体は危険を察知した時に真っ先に鳴る警報器ですから不思議はありません。

また、最近になって多くの研究者が「体内の炎症もうつに関係している」と考え始めました。炎症は身体の免疫系を起動するので、そのシグナルを脳が「明らかに危険だ」と受け取るのです。「身体の中で問題が起きている！」となり、身体の内部からのストレスも強まることになります。

ここでは身体のメカニズムやうつの背後には脳の存在があることを取り上げました。なぜかというと、うつはどれ１つとして同じではなく、様々な原因によって起きるし、身体や脳への影響も人それぞれです。「あなたのうつはドーパミンが足りないから」とか「扁桃体が活発過ぎるから」「身体の中で炎症が起きているから」と断言することは出来ません。ですが運動することで効果があるという意味では原因はあまり関係なく、今挙げたような原因どれにでも良い効果があります。とにかく運動することは良いことなのです。

定期的に運動するとHPA軸の活動が抑えられ、ドーパミン、セロトニン、ノルアドレナリン、BDNFのレベルも上がります。さらに、長期的には炎症を抑える効果もあります。

身体や脳を生物学的に見ると、運動はまさに「うつの真逆」だと言えましょう。

脳は「作り話」をする

脳がどれほど身体から影響を受けるか、つい忘れがちです。しかも脳自身もそれを忘れてしまうようなのです……というか、いつものごとく脳は現実をすべてありのまま見せようとはしません。

体内で細菌による炎症がかすかに起きているとしましょう。病気だと感じるほどではなくても、脳はそのシグナルを受け取り、免疫系がわずかに活発になります。脳はそこで感情の状態を「ちょっとだるい」としてまとめます。そしてまともそうな理由を探し始めます。その時には危険のシグナルがどこから来たのか忘れてしまっていて、気分が落ち込んでいる原因を身体の外に見つけようとします。例えば「この本はさっきまで面白かったのに複雑で退屈になってきた」（そうは思ってほしくないですが）というように。

しかし身体から「どこも問題ない」というシグナルが送られてくれれば、「心地良い」というまとめをして、「読んでいてわくわくする良い本だ！」となるわけです（そう思ってもらえていますか？）。脳は良い気分にも理由を見つけたいのです。

まるで脳が常に「人生の物語」を自分に語って聞かせているようなものです。うまく出来た物語では、1つの出来事がちゃんと次の出来事につながり、突拍子もないことが唐突に起きたりはしません。そう、私たちは脳から作り話を聞かせられながら生きているのです。そうでなければ人生が複雑になり過ぎてしまうからです。

【コラム】薬とセラピー

運動は不安やうつといった感情の浮き沈みにうまく対応する力を与えてくれますが、薬が役に立たないわけではありません。最近の薬は優秀で、多くの人が感情面で良い生活を送れるようになっています。また、自分の感情を言葉にして語るセラピーもよく効きます。新しい考え方が出来るようになり、害になるような感情や思考パターンから解放されるようになるのです。

1番効果を得られるのは、症状に応じて運動・薬・セラピーを組み合わせることです。

生物学的に、つまり人間の身体の仕組みから言うと、薬と運動は「扁桃体を抑える」効果があり、セラピーは脳の最も高度な部分の1つである前頭葉の、「考え方で不安や心配に対処する」トレーニングになります。

つまり運動しか効果がないわけではありません。ただ、運動には素晴らしい効果がある上に手軽なことが忘れられがちなので、あえて強調しておきたいのです。

人は歩いて進化した

現代人はサバンナに暮らした祖先の3分の1しか歩いていません。祖先は1日に1万5000〜1万8000歩も歩いていて、私たちの身体と脳もそれに合わせて進化しました。そのため、そのくらい身体を動かした時に1番うまく機能するのです。

1つ例を挙げるとすると、ストレスシステムである「HPA軸」でしょうか。HPA軸はかつて野生動物の襲撃、事故、感染といった危険に対応するために進化したのであって、多忙な毎日や成績の悩みといったストレスに対してではありません。しかし現代でもHPA軸は昔と同じように反応してしまうのです。

サバンナでHPA軸を落ち着かせてくれたのは、危険から自分を守ってくれる存

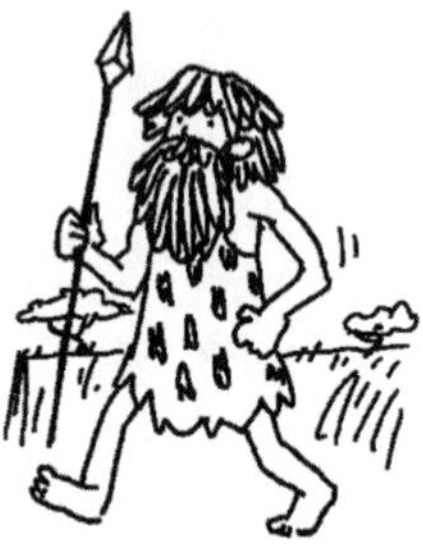

在でした。つまり「身体のコンディションが良いこと」もその1つだったのです。長い距離を走れたり、病原菌が入ってきても大丈夫なくらい身体が丈夫であったりすると、生きのびられる可能性が上がってストレスも感じにくくなります。現代でもその点は同じで、運動をすることで身体が「ストレスに過剰に反応しなくても大丈夫だ」と学ぶのです。それがどんな種類のストレスかは関係がありません。

ところで、現代人の身体のコンディションはそれほど悪いのでしょうか。残念なことにかなり悪いようです。これはスウェーデンの例ですが、速足で10分以上歩けない人が過去25年で27％から46％に増えました。大人の半数近くが「健康が危ぶまれるほどコンディションが悪い状態」にあるのです。

では若者はどうでしょうか。若者も見込みは良くありません。WHO（世界保健機関）が推奨する毎日1時間以上の運動をしているのは11歳から17歳までの男子の22％、女子の15％だけです。

成績を上げた実験

スウェーデン第2の都市ヨーテボリ郊外にあるイェッテスティエンス中学校は問題のある学校として有名で、2010年ごろには全教科落第せずに卒業する生徒は全体の3分の1しかいませんでした。そこで校長は新しい対策を試すことにしました。

週2回の体育の授業以外にも、生徒が毎日身体を動かせるように計画されました。体育の授業のない日には30分の運動の時間が組み込まれたのです。その30分間は最大心拍数の65~70%を目指しますが、競うわけではなく、結果を出さなければいけないというプレッシャーも与えませんでした。すると2年後、1教科も落第せずに卒業する生徒の数が倍近くに増えていました。

学校では当時他にも色々な対策を導入したので、運動量を増やしたことがどの程度成績に影響したのかははっきりしませんが、校長はこの「パルス（心拍数）・トレーニング」が生徒を最も強化したと感じたそうです。

さらに、この本のテーマにも興味深い結果があります。校長によれば、1番大きく変わったのは「生徒たちの精神状態」でした。前ほどストレスや不安を感じなくなり、自信もついたのです。

実験でも、心拍数の上がる運動は子供でも大人でも不安を抑えるのに効くという結果が出ています。特にPTSDにはよく効くとされています（85ページ参照）。

どんな運動でもいい？

2020年に18件もの実験の結果をまとめたところ、「どんな種類であれ、運動がその人を不安から守る」ことがわかりました。つまり心拍数の上がる運動だけではなかったのです。どんな種類の運動をするかではなく、運動すること自体が大切なわけです。

パニック発作を起こす人は発作の頻度が減り、発作の激しさも和らぎました。社交恐怖症（人に会ったり話したりするのが怖い）の人は人と会うことが前ほどは恐ろしくなくなりました。ＰＴＳＤの人はフラッシュバックや恐怖感が減りました。

ただ、全員が運動で大きな効果を得られるわけではなく、素晴らしい効果を得られる人もいれば、それほど変わらない人もいました。しかし、平均的には良い結果が出ています。

それでも、やはり心拍数の上がる運動の方が良いのでしょうか。特に重い不安やパニック発作にはその方が効果があるようです。すでに説明した通り、パニック発作というのは心拍数が上がったり息が上がったりした状態を脳が「危険にさらされている」と誤解し、負のサイクルに陥った結果パニックがひどくなるというものです。

しかし身体を鍛えると、「心拍数が上昇するのは身体に良いことだ」と脳に学ばせて負のサイクルから脱することができます。なお、最初は慎重に始め、心拍数が上がったせいで発作を起こさないように気をつけてください。運動に慣れていない人は少しずつ、ゆっくりトレーニングを増やしていくと良いでしょう。

うつへの防御

うつの人を「外に出て走ろう」と誘い出すのは簡単なことではありません。うつだと独りで家でじっとしていたいものです。それでも運動させることが出来れば、ここでも良い効果があります。

何よりも、運動はうつにならないための防御になります。イギリスで行われた調査では、被験者が週に1時間でも身体を動かしていればうつの約12%を防げたとしています。わずかな運動でかなりの効果があるのです。

なお、この結果は子供や若者にも当てはまるようです。歩数計を使って12歳から16歳までの約4000人を調査したところ、運動時間が週に1時間からさらに1時間増えるごとに、18歳になった時のうつ症状の度合いが10％ずつ下がることがわかりました。

運動をしない理由はある？

自分の身体は強くて健康だと自覚できれば、様々な意味で素晴らしい気分になることができます。必要な時に前よりもはるかに力を出せるという自信が生まれますし、脳の警報システムが落ち着いて心も安らぐでしょう。自己効力感、つまり自分の能力への信頼が増し、そもそも身体を動かそうと決めただけでも「自分で自分の未来の舵を取れる」という感覚が強まります。

おまけに運動すると食欲もわいて睡眠の質も上がります。そこから他の良い感情がさらに生まれるのです。

ですから……今現在メンタルの調子が良く、今後も良いままでいたいなら、運動すると良いでしょう。

今はメンタルが良くないけれど良くなりたいと思っている場合も運動すると良いでしょう。

つまり、運動をしない理由はないのです。

この章のポイント

・脳も身体の一部。身体が強くなればその情報が脳に伝わり、メンタルも強くなる。

・ストレスの原因にかかわらず、運動はストレスから守ってくれる。

・運動でうつのリスクは下がる。ストレスや不安を減らし、パニック発作や恐怖症、PTSDにも効果がある。成績が上がり、自信がつくことも期待できる。

・運動しない理由はない。

第7章　なぜ孤独とＳＮＳがメンタルを下げるのか

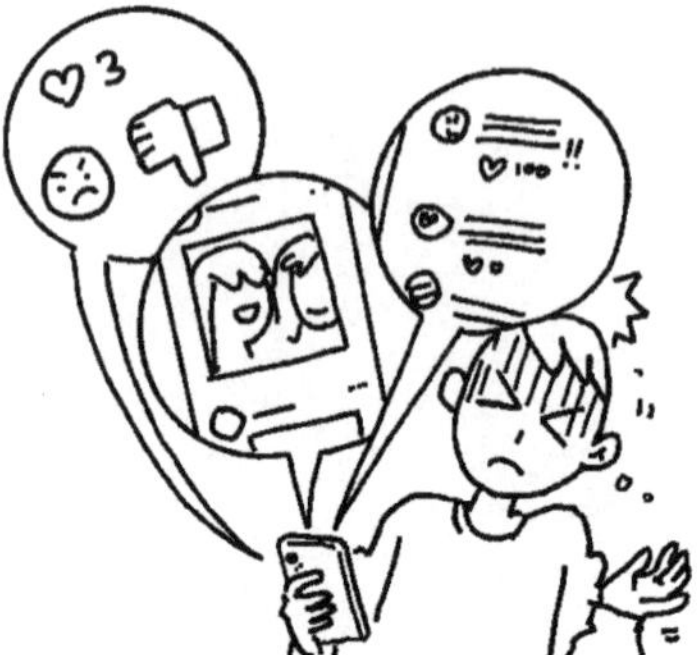
3
100 !!

なぜ人と一緒にいると幸せなのか

人類の歴史のほとんどずっと、「他の人と連帯すること」が危険だらけの世界で生きのびるために欠かせないことでした。あなたがこの文章を読んでいるということは、祖先全員が周りの人と助け合い、互いを守り合ってきたはずです。社会的な絆を結んでそれを維持した人は命をつなげる可能性が高かったので、当然その遺伝子が子孫にも受け継がれています。

何度も書いた通り、脳にとってはその人を生きのびさせ遺伝子を子孫に残すことがすべてでした。そして私たちもその遺伝子を受け継いでいます。そうでなければ存在していません。ですから他の人と連帯を感じるたびに脳が「幸せな気分」というごほうびをくれるのです。

触れることの重要性

人間の肌には、優しくなでられた時にだけ反応する受容体があります。その受容体は痛みや温度には反応せず、肌を押されても反応しませんが、軽くなでられた時には反応します。その反応が最も良いのが秒速2・5センチの速さで触れられた時で、それはまさに誰かに優しくなでられる時の速さです。

そこには何か意味があるはずです。でなければ身体にこの受容体が組み込まれるように進化したはずがありません。

肌が受け取ったシグナルをたどって脳まで行くと、その答えがわかります。肌を優しくなでられると、「脳下垂体」という脳の下部分にある内分泌腺《ないぶんぴつせん》で「エンドルフィン」が放出されます。エンドルフィンというのは脳内伝達物質で、痛みを和らげたり幸福感という強い感情をつくったりします。

小さい頃、ケガをしてなぐさめてもらったことがあると思います。信頼している大人に頬をなでてもらったり、優しい声で落ち着かせてもらったりしたでしょう。するとすぐにエンドルフィンが出て痛みが和らぎ、気分が良くなったはずです。逆に、友人が悲しんでいる時や助けが必要な時に、自分もそんな風にしようと思ったことはないでしょうか。とっさに相手の腕をなでたり「ここにいるよ」「一緒にいるからね」と伝えたりしたかもしれません。

面白いのは、この受容体が人間に1番近い親戚、ゴリラやチンパンジーにもあることです。彼らは起きている時間の実に20％近く、お互いの毛づくろいをしています。毛づくろいする方もされる方もエンドルフィンが放出されていて、親密な感情が生まれるのです。そうやって群れの1頭1頭がお互いに毛づくろいをすることで1つのグループとしてまとまっています。

このように人間もサルも相手を優しくなでるわけですが、それが重要な社会機能を担っているのです。

ゴリラやチンパンジーは通常20～30頭の群れで暮らし、お互いに毛づくろいをして絆を強めますが、人間の祖先はそれよりも大きな人数のグループでまとまらなくてはいけませんでした。規模にして150人くらいが普通だったようで、他の動物よりも大きなグループで協力し合えるのが強みでした。しかし毎日グループの全員をなでていては、食べ物を集めたりする時間がなくなってしまいます。

つまり人間には2人を超える人数で、エンドルフィンが放出されるような「集団

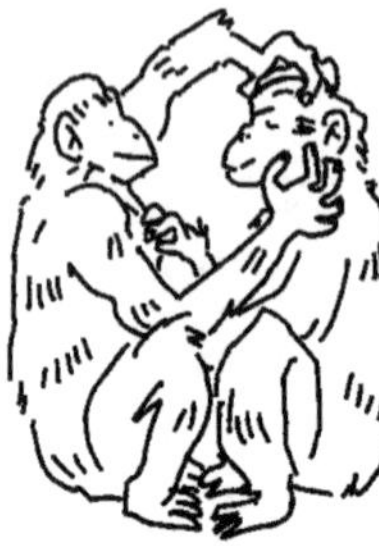

毛づくろい」が必要だったのです。

一緒に笑うことの意味

人間にとってちょうど良い群れのサイズが１５０人程度だということを算出したのは、イギリスの人類学者ロビン・ダンバーでした。そのことから、安定した社会的関係を築ける１５０人という数は「ダンバー数」と呼ばれています。人間にとっての集団毛づくろいは「笑うこと」だと最初に考えたのもダンバーでした。

ダンバーは、お互いに知り合いではない人たちに映画館で映画を観てもらう実験を行いました。あるグループには面白いコメディーを、同じ人数の比較グループには長くて退屈なドキュメンタリーを観てもらうという実験で、ダンバーの推測が正しければ、一緒に笑った人たちは比較グループよりも多くのエンドルフィンが放出されているはずです。それを確かめるため、映画を観た後に氷水の入ったバケツに手を入れてもらいました。エンドルフィンには痛みを和らげる効果がありますから、笑ったグループの方が長いこと水の冷たさを我慢出来るはずです。結果、その通りになりました。

一緒に笑うことにはサルの毛づくろいと同じ効果があるようです。しかし1度に2人を超える人数の絆を強められるのが大きな違いです。よく考えてみると、「笑う」ことはグループ活動の1つだと言えます。独りで面白い映画を観ていても、他の人と観ている時ほどは笑わないのですから。

その後、笑うこと以外でもエンドルフィンが出ることがわかりました。悲しい映画にも同じ効果がありますし、グループで踊ったり歌ったり、一緒にトレーニングをすることでもエンドルフィンが出ることが判明しています。

孤独の怖さ

歴史上、群れから追い出されることは確実に死を意味しました。人間にとってグループはそれほど大事なので、なぜ脳が孤独を大きな危険だとみなすのかも理解出来ます。

長期間孤独でいると、脳は「何かあった時に誰も助けてくれない」と受け取ります。そのため普段以上にその人を警戒させ、常に最悪の事態に備えさせるので、深く眠れなくなります。また「闘争か逃走か」の状態に入るので、脳に「他の人は自分に敵意を持っているかもしれない」というシグナルが送られてしまいます。誰も助けてくれないのですから、油断するよりも警戒しておいた方が良いのです。狩猟採集民ならそれで命が助かったかもしれませんが、現代の私たちには悪い影響の方が大きくなります。周りから見ると、その人はとげとげしく、疑ぐり深く、思い切り嫌な人に見えてしまうことがあるからです。

他人をネガティブに捉えるようになると、長期的には引きこもってしまう恐れもあります。「みんなで集まる時にも私には来てほしくないんだろうな。だったら行かないでおこう」そんな風に考えてしまうので、簡単に負のサイクルに陥ります。その結果誰からも誘われなくなり、それを脳は「やっぱりそうだった」と解釈するのです。「ほらやっぱり、私には来てほしくなかったんだ——」そうしてますます引きこもるようになっていきます。

大切な友人が連絡を取りたくなさそうだったり、誘っても興味がなさそうだったりした場合でも、その人が本当に人付き合いを避けたいのではなく、孤独のせいかもしれないということを知っておくといいかもしれません。それでも根気よく連絡を取り続け、集まる時には誘いましょう。楽しいことをする時に誘わないと、「あなたはもうグループに属していない」というシグナルになってしまいます。

孤独と1人の違い

辞書で「孤独」という単語を調べるとこんなことが書かれています。「望んでいる社会的接触と実際に感じている社会的接触のレベルに差があり、不安になること」。難解な説明ですが、大事なことが２つ書かれています。「孤独が不安を生む」こと、そして「実際にどのくらい社会的接触があるのかと、どのくらい望んでいるのかという本人の感覚の差がポイント」だということです。

つまり、「オットーは7人しか友人がいないから孤独だ」とは言えないのです。オットーはそれ以上友人をほしいと思っていないかもしれません。それならば希望の人数と実際の人数に差はないので、不安も生まれません。

メンタル的に元気でいるために、それほどたくさんの友人は要らないという人も多いでしょう。一方で、15分以上誰とも連絡を取らないとパニックになるような人もいます。また、１人でいても他の人と親密さを感じていることもあれば、たくさんの人に囲まれていても孤独だと感じる場合もあります。

つまり、「あなたが孤独だと感じるなら孤独」なのです。孤独だと思わないなら孤独ではありません。

孤独を感じているせいで身体が病気になることもありますし、うつにつながることもあります。孤独な人はそうでない人よりも寿命が短いことも証明されています。ですが、あわてないでください。病気の確率が上がるのは長い期間、何年も孤独でいた場合です。それにあくまで「確率が上がる」だけです。孤独な人全員が病気になるという意味ではありません。

違いをはっきりさせておきましょう。1人でいたくて1人になるのは「1人でいる」だけで、たまたま1人きりになったとか1人がつらくない場合です。一方、「孤独」というのは1人がつらい場合に使う言葉です。なお、孤独感は生物として自然な感情で、誰もが時々感じるもの——そう、まさに「不安」と同じような存在なのです。

同調圧力から逃れるには

ありもしない青いショルダーバッグが目撃者の記憶に現れた実験がありましたが、同調圧力は記憶に影響するだけでなく、私たちの意見にも影響を与えます。グループの全員が過激な政治思想を持っていたら、自分だけ他の思想を持つことは難しいでしょう。本当は違う意見なのに皆と同じふりをするという意味ではなく、自分も前からずっとそうだったと思い込むようになるのです。

これは危険なことですが、グループから追い出されないように脳は何でもすると考えると不思議はありません。仲間に入っておくためにグループの意見を擁護するのは当然のことでしょう。

脳は完璧に自分の任務をこなそうとし、グループ以外の意見を否定するようになります。正確に言うと、グループと反する意見が聞こえなくなるのです。耳が聞こえなくなるという意味ではなく、脳がその意見を聞かせてくれなくなるのです。スピーカーのようにスイッチを切ってしまい、自分が「正しい」意見を口にできるタイミングを待つようになります。政治家同士の議論がまったく成り立たないのもそのせいかもしれません。

それでもちょっとしたテクニックを使えば、政治家よりもうまくやれるはずです。自分とは違う意見を言う人がいたら、その中から些細なことでいいので、何か賛成出来る点を見つけてみましょう。すると脳がガードを緩め、相手が本当は何を言おうとしているのか、話をきちんと聞けるようになります。そうすることで、重要な問題に対して新しい見方、面白い見方が出来るようになるかもしれません。それに自分自身の意見もグループの世界観の受け売りではなくなります。

【コラム】「孤独度ポイント」の減らし方

コロナ禍の間、多くの人が孤独な生活を強いられました。「孤独から抜け出すためには何が必要なのか」を調べた研究があります。様々な年代の独り暮らしをする２４０人に、「どんな風に孤独を感じているか」という質問に答えてもらい、「孤独度ポイント」を算出しました。

その後、被験者には週に何度か電話がかかってきて、会話の内容は何でも良かったのですが、数分間会話をしました。そして4週間後にまた同じ質問に答えてもらい、孤独度ポイントを再び算出したところ、なんと20％も下がっていました。

電話をかけた人たちはカウンセラーや会話のプロというわけでもありま

せんでした。ごく平凡な17歳〜23歳の若者で、事前に講習を受けたときに教わったのは次の3点でした。

・相手の話を聞く
・相手の話に興味を示す
・相手に話題を決めさせる

私たちも覚えておくと良いかもしれません。親戚のお年寄りなど、若い人と時々話すだけで元気になれる人が周りにいる場合がありますから。

比較がメンタルを下げる

連帯したグループから追い出されないよう、脳は常に「私はこのグループに適している？」「私で大丈夫？」「私にはここにいさせてもらえる価値がある？　そのくらい賢い？　面白い？　かっこいい？」と問いかけています。しかし現代の私たちが生きる環境は脳が進化した頃とはまったく違っています。

今ほど自分がダメに思える理由が多い時代はいまだかつてありません。ＳＮＳでは常に、見た目には完璧な人生を見せつけられます。友人の修整済みの写真投稿（誰だって1番素敵な自分を見せたいですし、満足した写真しかのせません。それは皆同じです）、さらには何千人というインフルエンサーのキラキラした人生が連続投下されてきて、それと自分を比べてしまいます。後ろに見えている景色からインテリア、化粧、照明まですべてプロの手を借りていると頭ではわかりつつも、です。写真はもちろん編集されていて、ちょっとした難点くらいいくらでも隠せます。その結果、とてもではありませんが自分には手の届かないようなレベルになっています。

自分にとっての自分（脳が見せる自分のイメージ。お世辞にもイケてるとは言えません）と他の人（彼らが見せたい素敵なイメージ）を比べたら、いつだって自分が負け犬、もう本当に完敗です。そして私たちの多くが、起きているほとんどの時間スマホを手にしているため、常に自分よりもかっこよく、賢く、リッチな人気者がいることを思い知らされることになります。

その影響で、私たちはヒエラルキーの下へ下へと落ちていき、グループから追い出されるリスクが高まったように感じるのです。それを脳は何よりも恐れているはずなのに。

とはいえ「人間はこれまでもずっと自分を他人と比較してきたのでは？」と思う

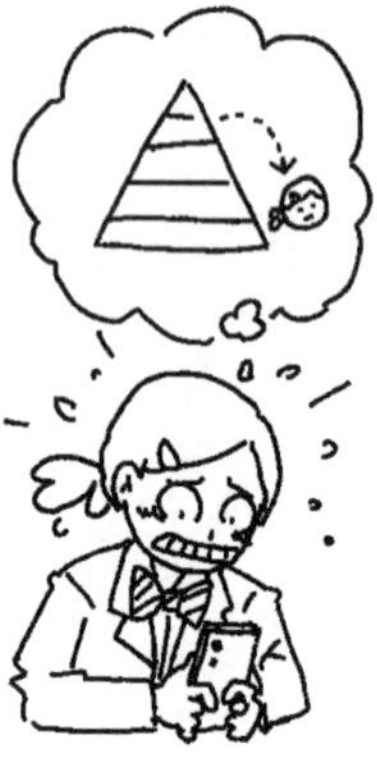

かもしれません。それはそうなのですが、昔はグループも小さくてぱっと見渡せるくらいのサイズでした。ところが現代の私たちは世界中の人と競っているのです。

なぜスマホはメンタルを下げる？

ＳＮＳを見ている時間やインフルエンサーの存在がどれだけ影響を与えているのか、正確に証明することはできませんが、グループのヒエラルキー内で自分の地位が下がり続けていると感じると、心の健康を害するのは実に当然のことです。

様々な調査で、１日に４～５時間ＳＮＳをやっている若者は「自分に不満を持っている」「不安や気分の落ち込みを感じている」ことが示されています。とりわけ10代の女子にそれが顕著なのは、女子の方がスマホを見ている時間の多くをＳＮＳに費やしているからかもしれません。平均的に言うと、同世代の男子はもっとゲームをしています。

調査対象になった15歳女子の62％が心配、腹痛、不眠といった長期的なストレスの症状を訴えていて、80年代に比べてその数は倍になっています。

私たちは必死でグループに属していようとした人たちの子孫です。1日に何時間も他人の完璧な生活と自分を比べてしまうことで、脳は「自分はヒエラルキーの1番下にいる。グループから追い出されるかも！」と勘ちがいしてしまうのです。それならば、自分にそんなメッセージを送る時間を制限する、つまりＳＮＳを見る時間を減らすのが良いでしょう。

不安には深呼吸が効くというアドバイスをしましたが（67ページ参照）、ここでは「ＳＮＳに費やす時間を1日1時間に留める」というのがアドバイスです。そうすれば心が元気になる可能性も上がります。

セロトニン・レベルの影響

脳の中でつくられる「セロトニン」は驚くべき物質で、メンタルの様々な仕組みに影響するため、その役割も複雑です。しかし最も重要な仕事は、私たちが「どのくらい引きこもりたいのか」を調整することでしょう。セロトニンのレベルが低いとその人は自信を無くし、後ずさり、自分の殻に閉じこもってしまいます。これはうつによくある行動なので、一般的な抗うつ剤にはセロトニンのレベルを上げる効果があります。

セロトニンの役割を理解するために、わかりやすい例を２つ挙げてみましょう。

１　セロトニンのレベルを上げる薬の混ざった水に小さな魚を入れると、魚たちは自信満々になります。慎重ではなくなるので、大きな魚に食べられてしまう危険が上がります。逆にセロトニンのレベルを下げる薬の入った水に入れると魚は隠れてしまい、飢え死にする危険があるほど慎重になります。つまりセロトニンのレベルがちょうど良くないと自然界では命に関わるのです。

2　カニはよくケンカをしますが、たいていは優勢な方のカニが相手を引き下がらせます。しかし劣勢なカニにセロトニンのレベルを上げる薬を与えると、そのカニは自分がヒエラルキーの上にいると思い込み、引き下がろうとしません。

サルや人間といった大型生物のセロトニンもほぼ同じように機能します。ヒエラルキーの上位にいる個体は、人間でも脳のセロトニンのレベルが高いようです。それが社会的な自信につながっているのでしょう。

さてここで、「グループの中の居場所を失うのが怖い」という話に戻ってみましょう。もうわかると思いますが、その恐怖はセロトニンのレベルが下がったことからきています。セロトニンのレベルを上げる薬を飲むと、多くの人のメンタルが回復するのもよくわかります。

なぜこんな寄り道をしてまで魚やカニの話をしたかというと、「自分が思っているヒエラルキーの位置」と「その人の精神状態」は大いに関係があることを示すためです。先ほどの「ＳＮＳの時間を限定する」というアドバイスを思い出し、自分のメンタル改善に役立てましょう。

この章のポイント

・私たちの祖先は群れで生きてきたので、他者と連帯できれば幸せを感じるし、孤独になればストレスになる。ただし、孤独は本人が感じるかどうか次第。

・孤独を避けるため、脳は記憶や意見を変えたりする。

・孤独はメンタルや身体の病気の確率を上げ、寿命も縮める。他人をネガティブに捉えるようになることもある。

・キラキラしたSNSはメンタルを下げる。SNSの時間を制限することが大切。

第8章　なぜ「遺伝子がすべて」ではないのか

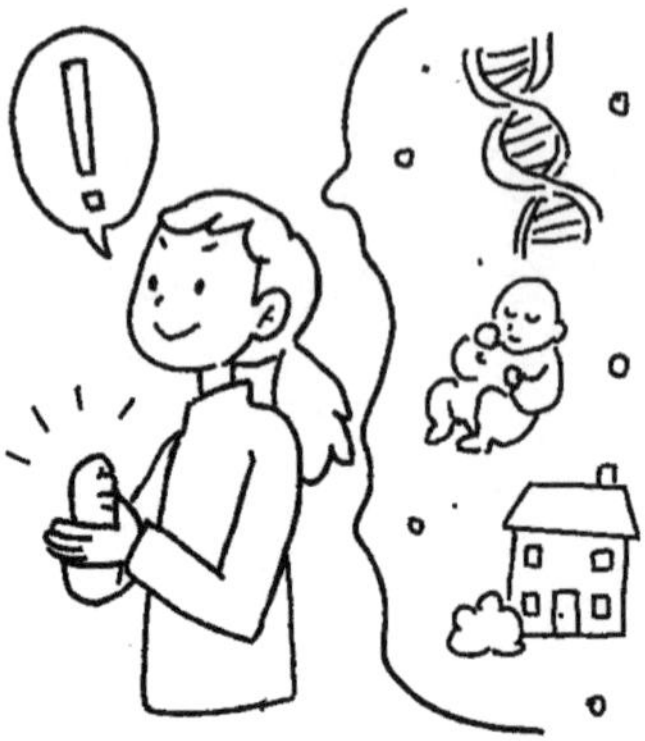

遺伝か？　環境か？

親から子へと特徴が受け継がれる――そのことに気づいて以来、人間はそれが意味するところを考えてきました。どんな人間になるのかは事前に決まっているのでしょうか。それとも育ちや人生経験に左右されるものなのでしょうか。つまり遺伝と環境ではどちらが重要なのでしょう。そして「自分の意志」で人生を変えられる余地はあるのでしょうか。

昔から親戚が何人も精神的な病気に苦しんできたのに、自分が不安やうつとは無縁の人生を送れる可能性はあるのでしょうか。遺伝的には不安やストレスに弱くなくても、不安定な環境で育ったらどうなるのでしょう。そもそも、自分の精神状態を自分で決められるのでしょうか。

決めるのは遺伝なのか、環境なのか。それとも自分の意志で決められるのか。先に進む前に少し考えてみてください。

ゲノム解読でわかったこと

2000年に当時のアメリカ大統領ビル・クリントンが、人間のゲノムが解明されたことを発表しました。「神が人間を創造した時に使った言語を理解出来るようになった！」これで、太古の昔から人間を苦しめてきた病気や苦痛を取り除ける可能性が生まれたのです。

ゲノム解明のおかげで、確かにいくつも新しい治療法に扉が開かれました。しかし１つ大きな例外があったのです。それは精神医学（精神的な問題やそれをどう治療するかという学問の分野）で、特にうつに関しては皆の想像を超えるほど複雑でした。

研究者たちは「うつの原因となる遺伝子を１つ見つけられる」と期待していたのですが、そんな遺伝子は存在しませんでした。何百、何千という遺伝子がうつになるリスクに寄与していたのです。

つまり特定の遺伝子を１つ持って生まれただけで、うつになると決まったわけではないのです。しかも、うつになるリスクを高める何千という遺伝子を多数持っていたとしても必ずしもうつになるとは限りません。生まれ持っているのは「うつに対してどのくらい弱いか強いか」という点だけです。

うつに対して弱い人は、日常で友人と対立したストレスなど、それほどドラマチックではない出来事でもうつになることがありますし、うつに対して強い人の場合はより強いストレス（親しい人が亡くなるなど）がなければうつにはなりません。それに、何があってもうつにならない人もいます。

よく「遺伝子がピストルに弾を込め、環境が引き金を引く」と言われます。人によっては弾が込められた状態で生まれてきて、ちょっと押しただけでも引き金が引かれてしまいます。しかし、ピストルの弾が込められていない状態で生まれてきて、どれほど引き金を引いても弾が放たれない人もいるというわけです。

自分の意志を保つには

自分のゲノムを選んで生まれてこられないのと同じで、メンタルの不調に見舞われるかどうかも自分で決めることは出来ません。しかし決められることがあるとしたら、それは自分の意志によるものです。自分がどのように人生を生きたいか――環境の中でもその部分は自分でつかみ取ることができます。

ここでうつを、先ほどの「運動」と組み合わせてみましょう。

身体を動かすことで確実にうつを予防することは出来るのでしょうか。残念ながら出来ませんが、リスクを下げることは可能です。じっと座っている代わりに1日15分ジョギング（または散歩を1時間）をすれば、うつになるリスクが26％下がることが大きな調査でわかっています。しかももっと運動すればさらにリスクが下がります。

わかりづらいかもしれませんが、これはあなたが１００％のうつから74％のうつになるという意味ではなく、そもそも「うつになるかどうか」の確率が26％減るということです。うつになってもならなくても、それが運動のおかげだったのかはわかりませんが、実際に調査でうつになる可能性が下がったのです。

うつになる可能性がある遺伝子を何種類も持っている人もいますが、その場合にも運動は有効です。先ほどの調査の続きで、うつになるリスクの高い人々を2年間追跡しました。その2年の間にうつになってしまった人も確かにいましたが、運動をしていた人たちがうつになるケースは稀でした。

ですから、「うつになるリスクを減らしたい」という自分の意志を活用しましょう。それでもリスクを完全にゼロにすることは出来ませんが、どんな運動も無駄にはなりません。定期的に身体を動かすことで心が元気になり、他の素敵な感情を多く感じられるようになるリスクは——まあだいたい100%といったところでしょう。

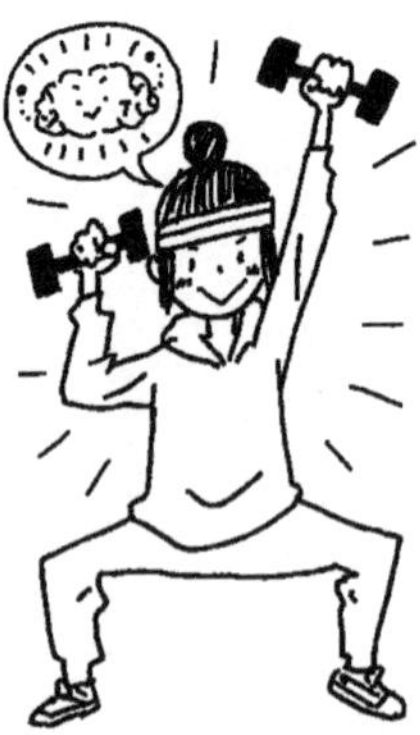

悪い未来の作り方

現代では何もかもが恐ろしい速さで変化していきます。20年前に今の最新のスマホを見た人がいたら、「変なリモコンだ」くらいにしか思わなかったでしょう。特にテクノロジー分野はとんでもないスピードで発展しています。しかし昔はそうではありませんでした。

人間の歴史のほぼずっと、1人の人間が生きている間に変化らしい変化はありませんでした。世界は生まれた時から年を取るまでほぼ同じで、脳も当然その現実に適応しています。「世界は変わらない」ということを前提にプログラミングされているのです。そのため、脳は「私たち人間は変われる」ことを理解しようとしません。つい、元から決まっている精神状態になると思い込みます。「事前に決められたことはどうにもできない」と考えてしまうのです。

ある実験で、うつの人たちに「あなたの脳に問題があるからうつになった」と伝えました。すると「元気になれるかも」という希望が消えてしまい、「何をやっても意味がない。だって脳に問題があるんだから」と考えるようになってしまいました。

次に、強い不安に苦しむ人たちに「それはセロトニンが少な過ぎるせいだ」と伝えました。するとすぐに「自分の努力で状態を変えられるかも」という希望が消えてしまいました。「そうか、自分は一生このままなのか……もちろん、セロトニンを調整してくれる薬があれば別だけれど」と考えるようになったのです。

これは良いことではありません。「生まれ持ったもののせいだ」と言われると、自分では変えられないと思い込んでしまうのです。これでは自己成就予言（思い込んだがために実際にそうなる）です。「うつや不安障害になる遺伝子的リスクが高い」と知らされると「その運命には逆らえない」と感じ、現実にうつや不安障害になることがあります。本当は必ずなるとは限らなかったのにです。

知識は解毒剤になる

「うつになったのは脳のせいだ」と知らされた人たちはその後、動画を観せられました。動画の中で「確かに遺伝子もうつになるリスクにつながるが、うつになるかどうかを決めるのは遺伝子ではない」という説明がありました。

脳というのは固い陶器というよりも柔らかい粘土のような存在で、変化させられますし、その働きは睡眠、運動、長期的なストレス、友人、セラピーなど私たちがどのように日々を生きるかに影響されます。つまり自分の意志で決められる「環境」によるのです。動画を観た後、うつの人たちは以前ほど悲観的ではなくなり、「うつから抜け出せるかも」と感じるようになりました。

このように知識は毒にも解毒剤にもなります。「脳のせいだ」というのも動画の説明もどちらも真実なのですから。覚えておく価値がありそうです。

科学的に考えれば

脳は過去1万年、基本的には変わっていません。今でもタバコや車よりヘビやクモの方が怖いと思うし、世界は変わらないと信じています。しかし驚くような速さで変化しているのが脳に関する知識です。

新しい知識が増えるにつれ、人間も生物であり、生物としての本質に支配されていると感じるでしょう。確かにそうなのですが、それがすべてではありません。全体像をつかむためには、科学的に考えることを訓練しなくてはいけないと思います。科学というのは常に「可能性が高いか低いか」という話です。つまり、「何かが起きるリスクがどのくらいあるのか」ということです。

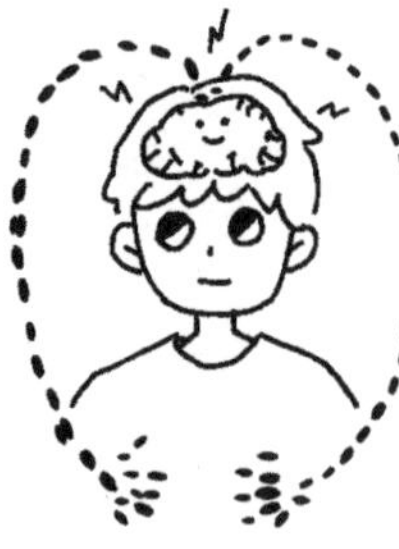

問題は私たち人間の方が「黒か白か」で決着をつけたがることです。遺伝子が将来うつになる可能性を「上げる」といっても、確実にうつになるわけではありません。ですがついそのように解釈してしまいます。

脳の知識には脳の機能だけでなく、「なぜ」そのように機能するのかということも含まれます。それがこの本から得られる1番大事な知識かもしれません。だからもう1度書いておきます。

脳の1番大事な仕事は私たちを生きのびさせることです。そのために感情をつくります。しかし脳は現代とはまったく違う、常に命の危険があった世界で役目を果たすために進化してきました。脳が私たちにわかせる感情は必ずしも現代に適していません。

そんな知識を身につけることで、うつや不安といった状態が必ずしも病気ではないことがわかると思います。ましてやその人が壊れているとか欠陥があるとかいうことではけっしてないのです。脳が今の世界のことをよくわかっていないにもかかわらず、私たちを助けようとしているから起きることなのです。

【コラム】うつや不安に飲み込まれないために

脳は私たちが体験したことに常に説明を見つけよう、起きた出来事にストーリーを探そうとしています。そして何よりも人生につじつまが合い、理解可能になり、その先を事前に予測できるようなストーリーを探します。うつや不安障害だと知らされると、その診断名が人生のストーリーになってしまい、自分を「メンタルの悪い人」だと認識し始めてしまうことがあります。しかし実際の私たちははるかに大きく複雑な存在です。

メンタルというのは遺伝子と人生で起きたこと、それに身体の調子が組み合わさった複雑なものです。何が何を引き起こしたかを知ることは出来ないのに、脳は病名を書いたラベルだけ貼るような単純な説明を好むのです。

うつや不安に苦しんでいるという事実は、その人の人生のストーリーのごく一部でしかありません。それが自分という人間の説明のすべてになってしまわないよう心がけることが大事です。それは周りに対してだけでなく、自分自身に対してもです。

何度も説明した通り、感情は変化するものです。どんな感情も永遠にそのままということはありません。でなければ役割を果たせないのですから。それはつらい感情についても言えることで、ある時期につらい感情がたくさんわいても人生ずっとそうだというわけではない、そのことは忘れないでほしいのです。

この章のポイント

・メンタルの強さは遺伝あるいは環境だけで決まるわけではない。ただし、運動することでメンタルを保てる可能性は高まる。

・脳は粘土のようなもので、睡眠や運動、長期的なストレス、友人、セラピーなど日々どのように生きるかで働きが変えられる。これらは自分の意志で決められる。

・脳は変えられない、治らないと思えば現実にそうなりかねない。単純に思い込まず、科学的に考えれば知識は解毒剤になる。

第9章　なぜ「幸せ」を追い求めてはいけないのか

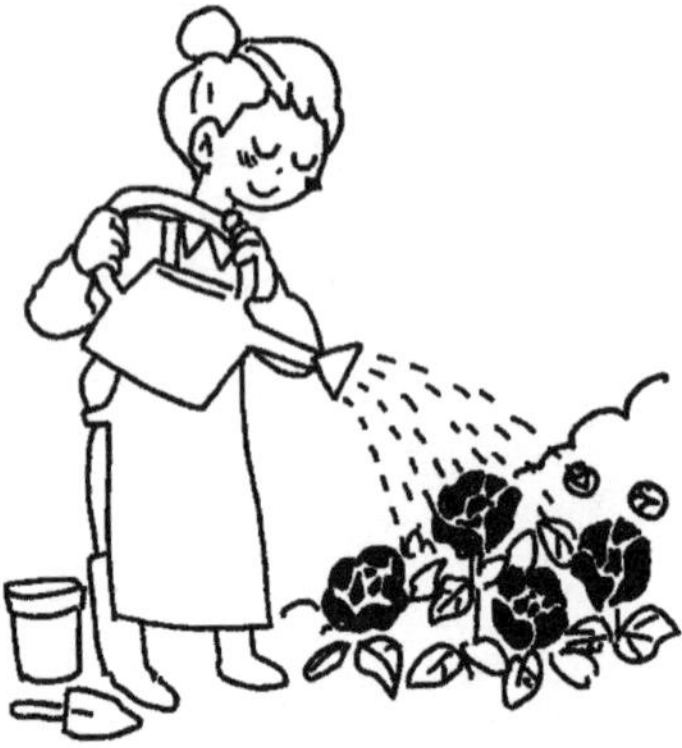

〝いつまでも幸せに暮らしましたとさ〟？

おとぎ話はいつもそんな風に終わりますが、現実にこんなハッピーエンドはあるのでしょうか。

もちろんありません。残りの人生ずっと幸せに暮らせる――そんな風に考えるのはやめなくてはいけません。今日お皿を全部洗って満足してスポンジを置いたからといって、残りの人生もう二度と皿洗いをしなくていいわけではないのと同じです。

幸せという感情は消えるもので、そうでなければ役に立ちません。エヴァがサバンナの木の下で美味しい果物を食べて永遠に満足してしまったら、数週間以内に飢え死にしたでしょう（しかも満足な笑みを浮かべたまま）。私たちは常に新しいゴールを設定します。そうやってこれまでずっと生きのびてきたのです。ですから、永遠に満足したままということはありえません。

私たちは常に他人と自分を比べてしまいます。やっと大きくて見栄えのする部屋を手に入れたとしても、友人の部屋がもっと広くて見栄えがするのを見たとたん、自分の部屋が暗い穴倉のように思えるかもしれません。そうするとまた新しい目標、なんとかして手に入れたいものが出てくるのです。

人間は満足する生き物ではなく、常に不満があります。そのおかげで生きのびてこられました。しつこいですが、脳の目的はそれだけです。

それでも、もう少しメンタルの調子を良く出来ないものでしょうか。

現代人は幸せか

今日、先進国で暮らしている人の大半は、間違いなく100年前よりも物が豊かで快適な生活をしています。危険で苛酷な仕事の多くがなくなり、教育水準は上がり、楽しむために使えるお金も今までの世代より持っています。

ということは、私たちは幸せなのでしょうか。その答えは幸せの定義にもよりますし、質問の仕方にもよります。時代ごとの幸福度を比べるのは、言葉のニュアンスも変わるため非常に難しいものです。そもそも「幸せ」という言葉の印象が今と昔ではかなり違うはずです。

クリスマスプレゼントを10個もらうのと1個もらうのとではどちらが幸せでしょうか。単純な質問だと思うかもしれませんが、100年前にたった1つだけクリスマスプレゼントをもらった子供よりも、10個もらったあなたの方が幸せだと言えるでしょうか。その子はプレゼントをもらうことなどない時代や場所に生きていて、それでも心からほしかった物をもらえたとしたら、その瞬間、自分は世界一幸せだと本気で思うかもしれません。

幸せを測るのは難しいものです。私たちの祖父母も毎週私たちと同じくらい笑っていたかもしれませんが、生活水準はまるで違いました。それでも比較するなら、幸せはお金や物の中には存在しないのかもしれません。

狩猟採集民の幸福度

現代でもメンタルが安定している人は、脳が進化した頃に似た暮らしをしているということになるのでしょうか。昔と同じ脳が今でも感情をつくるわけですから、そう考えることができます。幸福を「うつになったり強い不安を感じたりしないこと」だと定義するなら、実はそうだという裏づけがあります。

現代でも自然の中で狩猟採集民として生きている部族がいて、私たちから見ると苛酷な生活を送っています。大人の半分以上が子供を少なくとも1人亡くしているのです。それでも不安やうつが非常に珍しいのは、ライフスタイルの何かに守られているからだと考えられます。特に強く影響していることが2つあって、それは「よく身体を動かしていること」「仲間と連帯していること」です。1日におよそ1万5000〜1万8000歩程歩いていて、動き回る時はかなり激しく動き、脈拍も上がります。社会の絆も強く、集まって暮らしています。

よく、メンタルの不調から私たちを守ってくれる要素は「運動」「質の良い睡眠」「友人」の3つだと言われます。狩猟採集民の生活は「運動」と「友人」の2つを満たしていて、不眠も非常に少ないのですが、それも「運動」と「友人」のおかげかもしれません。

もちろん身体にとっても健康的な生活をしています。タバコを吸う人は少なく、アルコールもほとんど飲まず、環境汚染にもそれほどさらされてもいなければ、私たちのように大量の加工食品を食べてもいません。大きな炭酸飲料のペットボトルとポテトチップスの袋を手にソファでごろごろすることはないのです。

こういったことすべてが健康につながります。そう、彼らは驚くほど健康で、肥満も高血圧も非常に珍しく、ライフスタイルの影響が大きい2型糖尿病は希少過ぎて統計も取れないほどでした。研究者たちは病人を見つけられなかったのです。薬を処方してもらったり、血糖値をチェックしてもらったりは出来ません。それどころか水道や電気も通っていないのです。

幸福が健康につながるなら、現代の狩猟採集民から学ぶことは多そうです。

【コラム】幸せを感じられないのはおかしい？

「幸せとはいつも楽しんでいて満足している状態」だと考える人は多いと思います。しかし問題は人間がさっき感じた感情と今感じている感情を常に比べてしまうところにあります。１日中満足しているためには、次の瞬間にもっと良いことが起き続けなければいけませんが、そんなことはありえません。それなのに世間の広告はまさにそんな世界観を私たちに売り込もうとしています。広告の中に広がる世界では「幸せとは自分で選び取るもの」「新しい製品を買えば得られるもの」であり、自分が選んだ楽しい体験が数珠つなぎになったようなイメージです。そのせいで「幸せだと感じられない私はどこかがおかしい」と思ってしまう人が多いのです。

研究者はもっと長期的な物の見方で幸せを定義します。「人生の方向性にどのくらい満足しているか」に着目し、大事なのはゴールではなく、「そこへの道のりに意味を感じられるかどうか」です。幸せを追いかける時に「ごほうびをもらえるのは幸せを達成出来た時だ」と思っていたら、永遠にそこにたどりつくことはないでしょう。幸せなど気にしない方が幸せになれる確率が高いのです。

矛盾して聞こえるかもしれませんが、この先を読めばわかってくるはずです。

脳の予測と現実の差

脳は「何かが起きる」のを待っているわけではなく、「何が起きるのか」を事前に予測し、実際に起きたことと比べています。実際の状態が予測と同じであれば特に反応はしませんが、何か差があればはっとするでしょう。

家のお風呂場に入る時にも、脳は普段通りのバスルームを予測して入ります。明かりをつけてみると、たいていは予測通りのはずですが、バスタブでカワウソが泳いでいたらすぐに反応するでしょう。予測と違ったからです。

それと幸せがどう関係あるのかですが、脳の予測、つまり私たちの期待が「いつも幸せでいること」（美しい自分が南の島で夕焼けを背に、幸せそうにのんびりしているとか）なら非現実的だということです。期待が高くなり過ぎ、実際と釣り合わないので（釣り合う人などどいないのですが）、がっかりする一方です。

映画を観る時に期待し過ぎた場合もそうです。周りの人が大勢その映画を観て、「素晴らしかった！」と言っていたとします。「あの映画で人生が変わった！」とまで言った人もいます。するとどんなに良い映画でも、期待に添える可能性はほぼゼロでしょう。

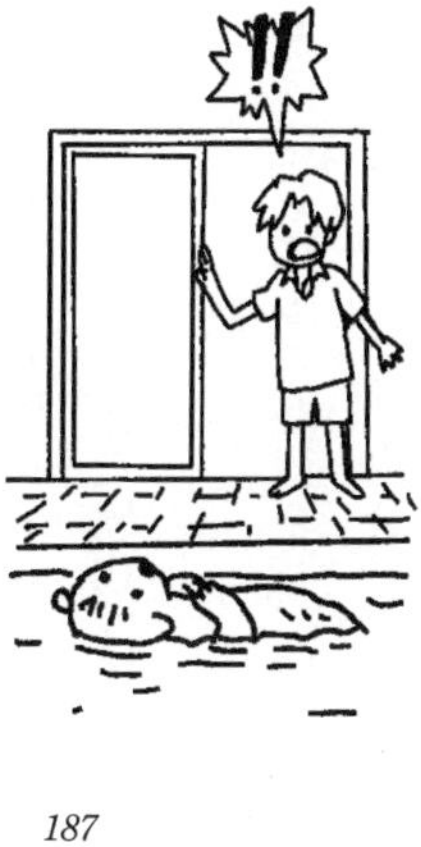

残念なことですが、非現実的なまでに高い期待を寄せてしまった映画には必ずがっかりさせられるものです。実際のところ、誰かの人生を本当に変えた映画なんて、世の中に何本あるでしょうか。

一方で「この映画は観たら面白いかも」くらいの妥当なレベルの期待をしていたら、満足する可能性はずっと高くなります。その映画が期待に応え、場合によっては期待を超えるからです。

もう1つ例を挙げましょう。2021年の春にイギリスで多数のお年寄りに健康について質問をした調査がありました。その結果、うれしいことに前年よりも多くの人が「健康状態が良い」と感じていました。ですが何かおかしくはないでしょうか。コロナ禍の最中だったのに、「元気」と感じたというのはどういうことでしょう。客観的に考えてもそんなはずはありません。

イギリスでは新型コロナで10万人以上が死亡し、医療機関も大きく圧迫されてコロナ以外の治療は普段ほど行われていませんでした。おまけにその期間、多くのお年寄りが隔離され、不安だったでしょうし、睡眠も食事内容も良くはなかったはずです。なのに多くの人が「健康状態が良い」と言うのです。

考えられるのは「元気」の基準が変わったことでしょう。毎日のように病気や苦しみのニュースばかり聞かされて期待感が下がったのです。腰が痛いとか、ちょっと頭痛がすることくらい、急に何でもないように思えたにちがいありません。脳の予測が変わり、「テレビで観る気の毒な人たちのことを考えると、自分は良い方だ」というレベルに期待が下がったのです。その結果、「予測」と「体験」が同じレベルに落ち着いたのでしょう。

だからこそ幸せを追い求めるのはやめた方がいいと思うのです。それ以外のことなら努力した方が手に入りやすいですが、幸せに関しては真逆で、追えば追うほど逃げていきます。

では具体的には何をしたら良いのでしょうか。まずは虚しい広告のメッセージに耳を傾けるのをやめましょう。次に雑誌の記事や本、ユーチューブの講演などで「幸せ」という言葉を使ったものに出くわしたら、「くだらない話探知機」の精度を上げましょう。

幸せのレシピ

人間は他の動物よりも協力が得意だったおかげで地球で最も優勢な動物になりました。だからこそ孤独がつらいのです。生きのびた人たち、つまり私たちの祖先は一緒に生きのびてきたのですから。

1930年代に始まってまだ続いているアメリカの大規模調査では、「幸せな人生には何が必要か」という点を調べてきました。その結果、ほとんどの人にとって1番大事だったのは「家族、友人、同僚との関係が良いこと」でした。友人が大勢いる必要はありませんし、常に連絡を取り合っていなくてもいいのですが、信用出来る友人が何人かいること、そして必要な時にそばにいてくれることが重要でした。つまり、幸せの主な材料は「他の人間」だったのです。

何かに夢中になって時間や場所を忘れて集中するという感覚は知っているでしょうか。「フロー」とか「ゾーンに入る」と呼ばれていて、その後我に返るとすごい体験だったと思うでしょう。しかしフローに入っている最中は夢中になっていて、そんなことを感じる暇もありません。この感覚はまさに幸せのことなど忘れて、意味があると思えることに集中した時に生まれる副産物なのです。

すでに書いた通り、幸せを目標にがんばっても意味がありません。幸福感は長く続かない感情ですし、追おうとしても逃げて隠れてしまうもので

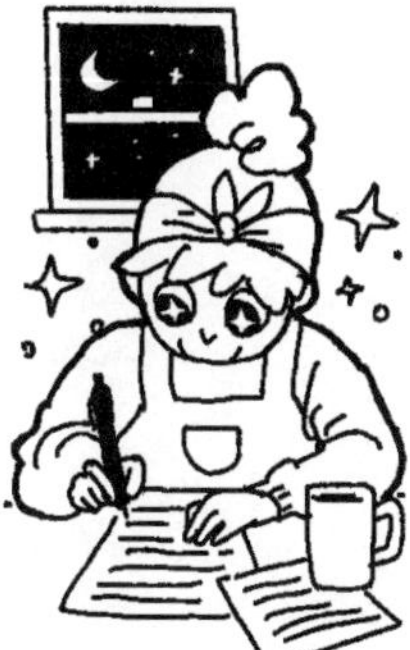

す。努力を傾ける先はゴールではなく、そこまでの道のり――ですから幸せのレシピは（そんなものがあるならですが）このような感じになります。

1　一緒にいて快適で、信用出来る人たちに囲まれる。
2　夢中になれて、意味を感じられることをする（他の人に対しても意味を感じられるようなこと）。
3　1と2を繰り返す。

この章のポイント

・幸せは追い求めれば逃げるもの。
・幸せの主な材料は家族や友人、同僚など「他の人間」である。
・他者にとっても意味のあることに夢中で打ち込めれば、幸せを感じられる瞬間は訪れるはず。

おわりに——人間はこんな風にできている

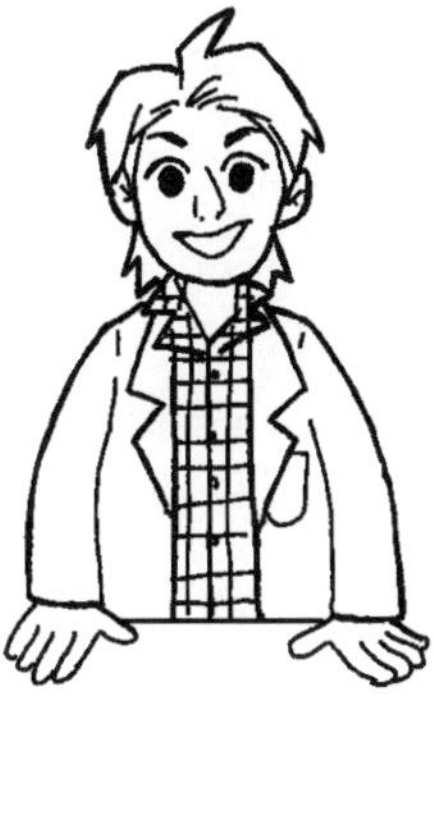

メンタルの国への旅はこれで終わりです。つらい、苦しい感情もたくさんありましたが、それに対処する方法は学べたでしょうか。少なくとも理解出来れば、それだけでも少し怖くなくなります。ヴァンパイアが日の光を浴びると溶けてしまうようなものです。

精神的に苦しい時は、「自分はどこかがおかしいのでは」と思ってしまうかもしれません。自分は壊れているとか、欠陥があるという風に。ですがそうではありません。つらい気持ちは自分でもどこからきたかわからないことがありますが、それも人間であることの一部です。人間はそのようにできているのです。むしろ、底抜けに幸せそうな人のことを「おかしい」と言う人がいないのが不思議なくらいです。

ここで本書から学んだことをまとめました。なぜか心がつらい時、これを読んで「自分は完全にまともだ」ということを思い出してください。

1　私たちは生きのびた人たちの子孫である。脳は生きのびること、そして遺伝子が受け継がれることを目的にしていて、それ以外のことは二の次。

2　感情は私たちを行動させるためにある。その役割を果たすためには、感情は消えなくてはいけない。感情は脳が周囲と身体の中で起きていることをまとめた上でつくる。身体の中からの情報も感情の材料になることは忘れがちだが、身体もまた知覚と同じように脳にシグナルを送っている。

3　不安やうつはたいていの場合、防御メカニズムである。人間の自然な機能であり、その人が病気だとか壊れているとかいうわけではない。もちろん性格のせいでは絶対にない。

4　脳が私たちに見せる外界のイメージは事実とは限らない。脳はその人に1番役に立つと思うイメージを見せるだけ。それに記憶は変化する。トラウマになった出来事を安心出来る状況で話すと記憶が変化し、少しずつ恐ろしさが減る。

5　脳は今よりも恐ろしくて危険だらけだった世界で進化したため、実際は危険ではないことにも警告を発する。

6　私たちは身体を動かすようにつくられている。身体を動かすと良いシグナルが身体から脳に送られ、脳がその人に味わわせる感情の重要な材料になる。運動がうつや不安から守ってくれる。

7　グループに属すことは、どんな時代にも人間にとって身を守る最高の方法だった。だから私たちは常に他人と自分を比べ、ヒエラルキーの中で位置が下がらないように気をつけている。1番恐ろしいのはグループから追い出されることで、脳はそれを避けるためならどんなことでもする。

8　遺伝子も影響するが、環境の方が重要なことが多い。遺伝子が自分の運命だと思わないこと。どのように暮らすかで脳の働き方も変わる。

9　幸せは無視する。「いつも幸せでいられるはず」と期待するのは非現実的だ。良い人生を送るためには意味を（自分だけでなく、他の人に対しても）感じられることに力を注ごう。

私たちの脳が受け持つ任務はけっして簡単なものではありません。ブラックボックスに閉じ込められた状態で周囲の世界や自分の身体の中からのシグナルを受け取るのですから、それがわかりづらいこともあります。それでも感情という道具を駆使して私たちを動かそうとしています。しかも脳は自分がまだサバンナにいると思っていて、それを前提に何もかも解釈するので、さらにややこしくなります。時には間違えることもありますし……しかしたいてい、いやほぼ必ず、最後には正しいところに落ち着くと信じていいのです。

自分に優しくなり、自分の脳にも優しくなりましょう。脳はこれでもベストを尽くしているのです。

最後に1つだけ大事なことを書いておきます。メンタルの調子が悪く、自分でうまく対処出来なければ受診しましょう。肺炎やアレルギーで病院に行くのと同じことです。治療法はありますし、あなたは独りではありません。

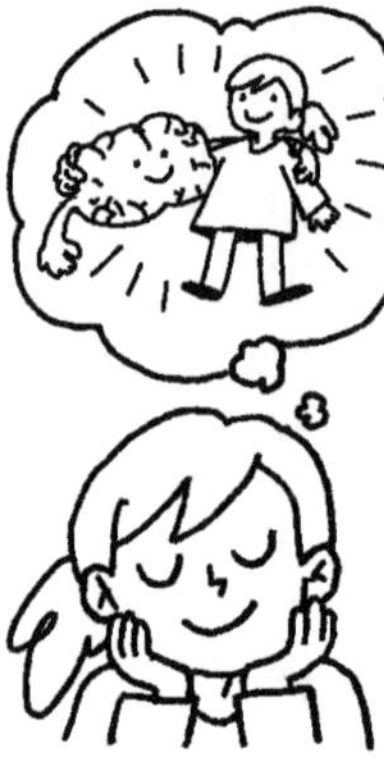

編集部より

自分の感情に耐えられなくなったら周りに助けを求めましょう。受診するのはあなたが強い人間で勇気がある証拠です。信用出来る人や友人、家族、学校の先生、保健室の先生、カウンセラー、医師に相談してください。

我慢できないほど精神的に具合が悪い場合、深刻な自殺願望がある場合は精神科の救急窓口か、110番または119番に電話しましょう。

※日本版編集部註

日本では厚生労働省が心の悩みのある人に相談窓口の利用を呼び掛けています。「こころの健康相談統一ダイヤル」(０５７０－０６４－５５６)や「いのちの電話」(０１２０－７８３－５５６)などにご相談ください。

厚生労働省の「まもろうよこころ」(https://www.mhlw.go.jp/mamorouyokokoro/)というサイトでは、18歳までの子供の悩みを受け止める「チャイルドライン」(０１２０－９９－７７７７)やいじめなどの相談窓口である「子供のＳＯＳの相談窓口」(０１２０－０－７８３１０)といった電話相談窓口や、10代20代の女性のためのＬＩＮＥ相談窓口などＳＮＳでの相談窓口も紹介しています。

同じく厚生労働省の「若者を支えるメンタルヘルスサイト」である「こころもメンテしよう」(https://www.mhlw.go.jp/kokoro/youth/)というサイトでは、保健所や保健センター、精神保健福祉センターといった身近にある地域の相談窓口の紹介をしています。不眠やうつなどの心の病気に関する不安や悩みのほか、家庭内暴力やひきこもり、不登校など思春期の問題に関する相談、アルコール・薬物などの依存症に関する相談などを受けつけています。参考にしてください。

訳者あとがき

メンタルをやられてしまい、人生が楽しいと思えなくなる——それは誰でも陥る可能性のある状況です。だからこそ、何がメンタルの調子を左右するのか、そもそもメンタルというのはどういう仕組みになっているのかを知っておくことが、学校で習うどんな科目よりも大事な知識かもしれません。

しかしそういった仕組みは最近になってわかってきたことなので、大人でもまだ知らない人はたくさんいます（わたしもそうでした）。この本の著者で精神科医のアンデシュ・ハンセン先生は、そういった知識を広めるためにスウェーデンで『ストレス脳』という本を書き、世界34カ国に翻訳されました。それだけ世界中の多くの人が自分のメンタルと格闘しているのです。そしてそれは大人だけではありません。世界でも日本でも、メンタルの不調を訴える子供や若者が増えていますし、学校に行けなくなってしまう人もいます。

メンタルに関する知識は若い人にとっても非常に大事なので、ハンセン先生はその後、『ストレス脳』を中高生向けにした本書『メンタル脳』を書きました。この本以外にもハンセン先生の中高生向けの本は『最強脳』（新潮新書）と『脱スマホ脳かんたんマニュアル』（新潮文庫）があって、スウェーデンでは3冊とも、1人でも多くの若者に読んでもらえるよう、学校が申し込めばクラス全員分無料でもらえるようになっています。これまでにスウェーデンの学校の80％に相当する4000校に配られ、20万人の中高生が本を手にしています。もちろん大人にも手軽に読んでいただきたい本です。

この本を読むとわかるように、ストレスのない人生はありません。ずっと幸せでキラキラした日常を送れるような人生も存在しません。しかし今は広告やSNSによってそれが可能だと錯覚してしまい、そうなれない自分はダメだと思ってしまいます。そこには「自分がヒエラルキーのどこにいるかを気にする」という人間の本質が関わっています。

ストレスはもともと人間が生きのびるために大切なものでした。今でも適度なストレスは私たちを挑戦させ、成長させてくれます。しかし人間が進化した時代と今では、ストレスの種類が大きく変わってしまいました。今は長く続くストレスの種類が増え、そのせいでうつになってしまう人もいます。そのプロセス自体も実は脳が私たちを守ろうとしているだけなのですが、そのことを知らなければますます自分に自信を失くし、元気になるためのきっかけもつかみにくくなってしまいます。

この本で学んだ知識を活かして、自分のメンタルを守ると同時に、周りの人たちのことも助けてあげてください。私も中学生の娘がメンタルを壊していて、元気になってもらうために奮闘中です。そしてこの本を読んで、「メンタルを壊すこと自体は何もおかしなことじゃない」とわかり、私自身もとても救われました。メンタルの仕組みを理解することで、みんなが少しでも前向きに毎日を過ごせるよう祈っています！

２０２３年12月

イラスト　星野ロビン

アンデシュ・ハンセン　1974年スウェーデン生まれ。ストックホルム出身。精神科医。カロリンスカ医科大学卒。著書に『スマホ脳』『運動脳』『最強脳』『ストレス脳』など世界的ベストセラー多数。

マッツ・ヴェンブラード　1964年スウェーデン・ストックホルム生まれ。児童文学作家。

久山葉子　1975年兵庫県生まれ。翻訳家。エッセイスト。神戸女学院大学文学部卒。訳書多数。

Ⓢ新潮新書

1024

メンタル脳《のう》

著　者　アンデシュ・ハンセン
　　　　マッツ・ヴェンブラード

訳　者　久《く》山《やま》葉《よう》子《こ》

2024年1月20日　発行
2024年7月30日　5刷

発行者　佐　藤　隆　信

発行所　株式会社 新潮社

〒162-8711　東京都新宿区矢来町71番地
編集部(03)3266-5430　読者係(03)3266-5111
https://www.shinchosha.co.jp

装幀　新潮社装幀室

印刷所　錦明印刷株式会社

製本所　錦明印刷株式会社

© Yoko Kuyama 2024, Printed in Japan

乱丁・落丁本は、ご面倒ですが
小社読者係宛お送りください。
送料小社負担にてお取替えいたします。

ISBN978-4-10-611024-5　C0247

価格はカバーに表示してあります。